# QUESTIONS ET RÉPONSES

SUR

# LA PATHOLOGIE & LA THÉRAPEUTIQUE

## DENTAIRES

PAR

**FOULKS (William C.) D. D. S.**

ANCIEN DÉMONSTRATEUR AU COLLÈGE DENTAIRE DE PHILADELPHIE

---

**Traduction du Docteur G. DARIN**

---

PARIS

C. ASH ET FILS

22, RUE DU QUATRE-SEPTEMBRE

1886

QUESTIONS ET RÉPONSES

SUR

# LA PATHOLOGIE & LA THÉRAPEUTIQUE

DENTAIRES

IMPRIMERIE PAUL BOUSREZ, 5, RUE DE LUCÉ, A TOURS.

# QUESTIONS ET RÉPONSES

SUR

# LA PATHOLOGIE & LA THÉRAPEUTIQUE



## DENTAIRES

PAR

**FOULKS (William C.) D. D. S.**

ANCIEN DÉMONSTRATEUR AU COLLÈGE DENTAIRE DE PHILADELPHIE

---

Traduction du Docteur G. DARIN

---



PARIS

C. ASH ET FILS

22, RUE DU QUATRE-SEPTEMBRE

1886

## QUESTIONS ET RÉPONSES

SUR

# LA PATHOLOGIE ET LA THÉRAPEUTIQUE DENTAIRES

---

L'auteur déclare, dans sa préface, que la plupart des questions contenues dans son ouvrage, après avoir été disposées par le professeur J. Foster Flagg, furent ensuite imprimées en brochure par le collège dentaire de Philadelphie pour servir de guide aux étudiants.

Quant aux réponses, elles ont été compilées d'après des notes prises aux cours du professeur Flagg. M. Foulks ne revendique donc pour sa part que le mérite d'avoir réuni les questions et les réponses en un volume.

Les divisions principales de l'ouvrage sont : 1° principes généraux ; 2° ivoire sensible ; 3° carie superficielle ; 4° carie simple ; 5° carie profonde ; 6° protection de la pulpe au moyen d'une coiffe ; 7° carie compliquée ; 8° extirpation de la pulpe; 9° exostose dentaire ; 10° dents fusionnées ; 11° adhérence des dents ; 12° dents géminées ; 13° périodontite ; 14° abcès alvéolaire ; 15° appendice où sont traités des sujets variés.

---

## PRINCIPES GÉNÉRAUX

Nous avons supprimé les cinq premières demandes, auxquelles il est répondu en latin par les expressions : force vitale, force conservatrice, force médicatrice de la nature, art de guérir, etc.

Quels sont la signification et l'emploi des mots grecs *hyper*, *hypo*, *a* ou *an*, *épi*, *itis* ?

*Réponse :* *Hyper* signifie au-dessus de, excès ; *hypo*, au-dessous de, infériorité ; *a* ou *an*, privation, défaut ; *épi*, sur ; *itis*, inflammation.

Définir les principes et la pratique de la dentisterie.

*Réponse :* Application des principes généraux de la médecine au traitement des maladies des dents.

Définir les termes : maladie, étiologie, sémiologie, nosologie, diagnostic, pronostic, prophylaxie, et hygiène.

*Réponse* : Maladie, *altération de nutrition* ; étiologie, *étude des causes des maladies* ; sémiologie ; *phénomènes des maladies* ; nosologie, *classification des maladies* ; diagnostic, *distinction des maladies* ; pronostic, *prédiction de la marche et de la terminaison des maladies* ; prophylaxie et hygiène, *moyens propres à préserver de la maladie et à conserver la santé.*

Quelle est la *première* division naturelle des causes des maladies ?

*Réponse* : On les divise en extrinsèques et intrinsèques.

Quelle est la signification de ces termes ?

*Réponse* : On appelle causes extrinsèques celles qui proviennent d'agents extérieurs, et intrinsèques celles qui existent au dedans du corps, indépendamment de toute influence externe manifeste.

Quelle est la *seconde* division naturelle des causes morbides ?

*Réponse* : Elles sont prédisposantes ou occasionnelles.

Ces causes sont-elles toujours de même ordre ?

*Réponse* : Non.

Sont-elles susceptibles de transposition ?

*Réponse* : Oui. La cause occasionnelle peut devenir prédisposante et *vice versâ.*

Comment subdivise t-on les causes occasionnelles ?

*Réponse* : On les subdivise en deux classes, suivant que leurs agents sont appréciables ou non.

Exemples de quelques-unes de ces deux catégories.

*Réponse* : Voir le tableau I.

Tableau I

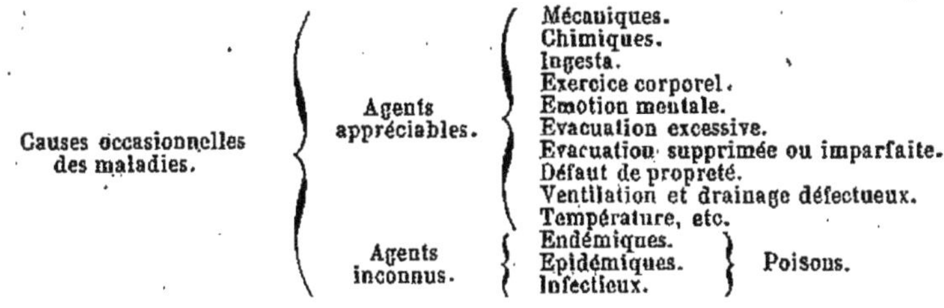

| | | | |
|---|---|---|---|
| Causes occasionnelles des maladies. | Agents appréciables. | Mécaniques.<br>Chimiques.<br>Ingesta.<br>Exercice corporel.<br>Emotion mentale.<br>Evacuation excessive.<br>Evacuation supprimée ou imparfaite.<br>Défaut de propreté.<br>Ventilation et drainage défectueux.<br>Température, etc. | |
| | Agents inconnus. | Endémiques.<br>Epidémiques.<br>Infectieux. | Poisons. |

Quelle est la division des éléments de la maladie?

*Réponse :* On les distingue en primaires et immédiats.

Tableau II

*Eléments primaires des maladies.*

| Structuraux. | Fonctionnels. |
|---|---|
| Fibre contractile. | Irritabilité.<br>Tonicité. |
| Tissu nerveux. | Sensibilité.<br>Mouvement volontaire.<br>Action réflexe.<br>Sympathie. |
| Tissu sécrétoire. | Sécrétion. |

| Composition du sang. | | | | |
|---|---|---|---|---|
| Corpuscules rouges | 140 | | Sang en circulation. | Corpuscules rouges et blancs suspendus dans le sérum. |
| — blancs | | | | |
| Fibrine | 3 | | Sang extrait des vaisseaux | Corpuscules rouges et blancs formant, avec la fibrine, le coagulum et le sérum. |
| Albumine | 70 | | | |
| Matières grasses | 4 | | | |
| Sels | 6 | | | |
| Eau | 777 | | | |

Chacun des éléments ci-dessus, peut, au point de vue pathologique, être en excès, en défaut, ou anormal.

TABLEAU III

*Eléments immédiats des maladies.*

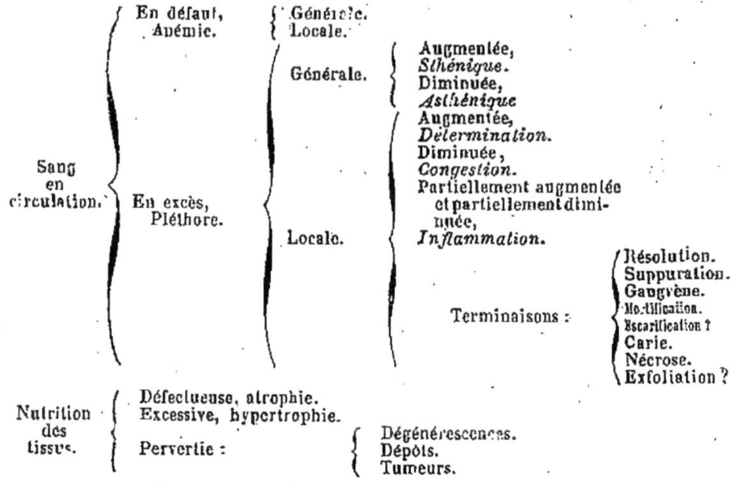


Qu'entend-on par médicaments cathartiques ?

*Réponse :* Ceux qui augmentent les déjections alvines.

Désigner et définir les autres genres de purgatifs.

*Réponse* : Les *apéritifs* (de *aperire*, ouvrir) ; les *laxatifs* (de *laxare*, relâcher) ; les *purgatifs* proprement dits ; les *drastiques* (du grec δραστικος, efficace) ; les *hydragogues*, de υδωρ, eau, et αγειν, chasser) ; les *cholagogues* (de χολη, bile, et αγω, je chasse).

Nommer des médicaments de chacune de ces catégories et indiquer leurs particularités.

*Réponse*: On appelle *apéritifs* les sels cathartiques administrés à petites doses, tels que le citrate de magnésie, le tartrate de potasse, le bitartrate de potasse, les poudres de sedlitz, etc. Ces agents produisent une action très douce sur tout le trajet intestinal.

*Laxatifs :* tamarin, manne, casse, huile de ricin, aloès, fruits frais ou séchés et cuits, son, sucre, mélasse, etc. Ces agents s'emploient utilement dans la constipation habituelle, et ils excitent doucement l'action mécanique de l'intestin, soit par la quantité de matériaux non nutritifs qu'ils contiennent, soit en stimulant légèrement la sécrétion et la couche musculaire du tube digestif.

*Purgatifs proprement dits :* Rhubarbe, aloès, huile de ricin, salins, etc. Cette classe de médicaments agit comme la précédente, mais d'une façon plus prononcée, provoquant généralement trois ou quatre selles.

*Drastiques :* Huile de croton, gomme gutte, sels d'Epsom, ellébore, etc. Cette catégorie est la plus énergique, elle détermine des tranchées ainsi que de l'irritation et de la douleur de la membrane muqueuse. Les drastiques sont surtout indiqués dans les cas où l'on désire obtenir une action contro-stimulante.

*Hydragogues :* Elaterium, coloquinte, jalap, séné, podophyllum, etc., produisent des évacuations abondantes et aqueuses. On les emploie pour obtenir la déplétion dans les diverses inflammations sthéniques.

*Cholagogues :* Podophyllum, calomel, pilules bleues, etc. Ces médicaments augmentent la sécrétion de la bile, qui agit comme purgatif sur la membrane interne de l'intestin ; ils s'emploient dans les affections dépendant du foie. Les auteurs ne sont pas d'accord sur la question de savoir s'il existe des agents qu'on puisse correctement appeler cholagogues.

Comment agissent les cathartiques ?

*Réponse :* De trois manières ; 1° en stimulant la couche musculaire de l'intestin pour augmengter l'action péristaltique ; 2° en exagérant la sécrétion de la membrane muqueuse et des glandes du canal alimentaire ; 3° en augmentant l'écoulement de la bile, qui agit comme purgatif.

Dans quel but donne-t-on les carthartiques ?

*Réponse :* 1° Pour débarrasser l'intestin ; 2° pour provoquer les sécrétions et soulager la constipation habituelle, etc. ; 3° Pour obtenir un effet déplétif dans les maladies inflammatoires.

Comment peut-on modérer une action cathartique exagérée ?

*Réponse :* Par l'emploi des opiacés et quelquefois des médicaments stimulants.

Qu'entend-on par *diurétiques ?* Citez-en quelques-uns.

*Réponse :* Ce sont des médicaments qui ont la propriété d'augmenter la sécrétion de l'urine, teinture de digitale, jusquiame, scille, colchique, copahu, etc.

Qu'entend-on par diaphorétiques ? Nommez-en quelques-uns.

*Réponse* : Ce sont des médicaments qui favorisent la transpiration. Carbonate d'ammoniaque, sulfate d'antimoine, camphre, etc.

Qu'entend-on par *sudorifiques?* Citez-en quelques-uns.

*Réponse :* Ce sont des médicaments plus énergiques que les précédents et qui produisent la sudation. Douce-amère, ipécacuanha, esprit de Minderer, bains de vapeur, etc.

Qu'entend-on par *expectorants* ? Nommez-en quelques-uns.

*Réponse.* Ce sont des médicaments qui favorisent l'expulsion des matières contenues dans les bronches. Carbonate d'ammoniaque, goudron, vinaigre, vapeur d'éther, le baume de tolu, d'ammoniaque, etc.

Que signifient les mots *déplétion* et *sédation* ?

*Réponse.* Le terme déplétion veut dire diminution de la quantité des liquides du corps, au moyen de la saignée, des cathartiques, des diaphorétiques, etc. Le mot sédation signifie la modération de l'action exagérée d'un organe ou d'un système d'organes.

Qu'entend-on par emménagogues?

*Réponse.* Ce sont des médicaments qui provoquent ou favorisent les règles. La plupart d'entre eux sont des toniques utérins.

Qu'entend-on par sialagogues ?

*Réponse.* Ce sont des médicaments irritants, et qui stimulent l'action des glandes muqueuses et salivaires.

Qu'entend-on par errhins?

*Réponse.* Ce sont des médicaments stimulants et irritants qu'on emploie pour agir sur la membrane pituitaire et provoquer une sécrétion plus ou moins considérable de cette muqueuse. Quand ils déterminent l'éternuement, ou les appelle sternutatoires.

Qu'est-ce qu'un séton?

*Réponse.* C'est une longue bandelette de linge fin, ou mieux une mèche de coton que l'on passe avec une aiguille à travers la peau et le tissu cellulaire, pour entretenir un exutoire. Le déplacement fréquent du séton détermine une contre-irritation.

Qu'entend-on par *épispastiques*? Nommez-en quelques-uns.

*Réponse.* On donne ce nom à toutes les substances qui, appliquées sur la peau, y déterminent de la douleur, de la chaleur et une rougeur plus ou moins vive, enfin, tous les phénomènes d'une irritation, bientôt suivie du soulèvement de l'épiderme par une accumulation de sérosité. Les cantharides, la moutarde, l'huile de croton, etc., sont les principaux épispastiques.

Qu'entend-on par *altérants* ?

*Réponse.* Ce sont des médicaments qui agissent sur les fonctions de nutrition et changent d'une manière insensible, et sans provoquer d'évacuations, l'état des solides et des liquides.

Comment se forme le sang?

*Réponse.* Par la transformation des aliments sous l'influence de la digestion, de l'assimilation, etc.

Qu'est-ce que c'est que le pouls? En quels points peut-on l'explorer?

*Réponse.* Le pouls est le mouvement de dilatation communiqué à tout le système artériel par l'ondée de sang qu'y fait pénétrer chaque contraction du cœur. On peut l'explorer sur différentes artères, comme la temporale, la carotide, la crurale, la brachiale, mais on choisit ordinairement la radiale au poignet. On peut aussi ausculter le cœur.

Nommer quelques variétés du pouls et les caractères opposés.

*Réponse.* Il est fréquent ou lent, dur ou mou, vif ou paresseux, fort ou faible, plein ou petit, régulier ou irrégulier.

Donner la fréquence normale du pouls, depuis la vie fœtale jusqu'à la vieillesse.

*Réponse.* Le cœur du fœtus bat 140 fois par minute.

| | |
|---|---|
| Aussitôt après lanais sance, | 130 fois. |
| A un an. . . . . . . | 110 fois. |
| A deux ans. . . . . . | 100 fois. |
| A cinq ans. . . . . . . | 90 fois. |
| A dix ans. . . . . . | 85 fois. |
| A la puberté. . . . . . | 80 fois. |
| A l'âge adulte. . . . . | 75 fois. |
| Dans la vieillesse. . . . | 80 fois. |

Quelle est la composition normale du sang, en circulation et extrait des vaisseaux?

*Réponse*. (Voir le tableau II.)

Quel est le premier acte de vitalité manifesté par le sang ?

*Réponse*. La coagulation.

Quel est le dernier ?

*Réponse*. La coagulation.

Quel est l'élément du sang qui paraît jouer le rôle principal dans la coagulation.

*Réponse*. La fibrine.

Quelles sont les trois grandes particularités du caillot ?

*Réponse*. 1° Il y a coagulation uniforme avec peu de rétraction. 2° coagulation uniforme avec rétraction marquée et bords relevés en cupule; 3° caillot inflammatoire, dur, contracté, recouvert de couenne.

Qu'est-ce que la couenne ?

*Réponse*. C'est la couche que forme la fibrine avec les corpuscules blancs à la surface du caillot inflammatoire.

Que signifient les mots *anémie*, *hypérémie*, *pléthore ?*

*Réponse*. Diminution du nombre normal des globules du sang, surabondance de sang dans une partie localisée, surabondance de sang dans le système vasculaire.

Comment divise-t-on l'anémie ?

*Réponse*. En aiguë et chronique.

Quel est le traitement de l'anémie aiguë?

*Réponse*. L'éloignement de la cause et les toniques.

Quel est le traitement de l'anémie chronique ?

*Réponse*. L'administration des toniques et l'éloignement de la cause.

Quelle est la première division de la pléthore?

*Réponse*. Sthénique et ashénique.

Quel est le traitement de la pléthore sthénique ?

*Réponse*. La saignée ou autres déplétifs, sédatifs, diète, exercice, etc.

Quel est le traitement de la pléthore asthénique ?

*Réponse*. Saignée, toniques, stimulants, altérants, apéritifs, diurétiques, hygiène, etc.

Comment divise-t-on encore la pléthore?

*Réponse*. En générale et locale?

Comment se divise la pléthore locale ?

*Réponse. Détermination, congestion, inflammation.*

Quel est le siège et le caractère de la *détermination*?

*Réponse.* Dans les artères et les capillaires artériels, le sang y est en excès et a un mouvement exagéré.

Quel en est la cause excitante ?

*Réponse.* L'irritation et la stimulation.

Quels en sont les symptômes et les effets?

*Réponse.* Une sensibilité exagérée, la stimulation et l'hypertrophie.

Quels sont les quatre moyens de traitement ?

*Réponse.* Les moyens de déplétion, de dérivation, de relaxation et de sédation.

Quel est le siège et le caractère de la congestion ?

*Réponse.* Les veines et les capillaires veineux, et le sang y est en excès et a un mouvement diminué.

Quels en sont les symptômes et les effets?

*Réponse.* Rougeur, puis teinte bleuâtre, lie de vin ; légère chaleur et sensibilité ; peu après, engourdissement, refroidissement et distension douloureuse dans la partie, cessation de l'action fonctionnelle, transsudations, etc.

Quels sont les quatre moyens de traitement ?

*Réponse.* Moyens mécaniques ; astringents ou stimulants déplétifs ; rubéfiants comme contre-irritants ; évacuants, etc.

Quels sont les sièges et les caractères de la véritable inflammation ?

*Réponse.* Les artères, les capillaires et les veines. Le sang y est en excès et son mouvement est en partie augmenté, en partie diminué.

Quels en sont les symptômes?

*Réponse.* La rougeur, la chaleur, la tuméfaction et la douleur.

Décrire les modifications relatives des corpuscules blancs et rouges que révèlent le microscope dans l'inflammation.

*Réponse.* Les corpuscules blancs augmentent de nombre et commencent par adhérer aux parois des vaisseaux ; quelques-uns s'arrêtent dans les capillaires tortueux et s'opposent à la marche des globules rouges. D'autres se frayent un passage à travers les parois vasculaires et se désignent sous le nom de corpuscules d'exsudation. Quand l'un de ceux-ci meurt, le pus est en voie de formation.

Comment divise-t-on l'inflammation ?

*Réponse.* En sthénique, asthénique, phlegmoneuse ou circonscrite, érysipélateuse, syphilitique, scrofuleuse, etc.

Et au point de vue de la durée ?

*Réponse.* En aiguë, subaiguë et chronique.

Quelles sont les deux classes de causes déterminantes ?

*Réponse.* Locales ou directes, générales ou indirectes.

Quelles sont les trois divisions des causes locales ou directes ?

*Réponse.* Mécaniques, chimiques et vitales.

Donner des exemples de ces différentes causes.

*Réponse.* Comme causes mécaniques, les contusions, les blessures ; comme causes chimiques, les acides, escharotiques, etc. ; comme causes vitales, les virus, le poison de la malaria, etc.

Définir le mot *réaction.*

*Réponse.* C'est l'action vitale qui tend à lutter contre des influences morbides.

Quel est le résultat de l'inflammation ?

*Réponse.* L'épanchement.

Quelles sont les variétés des épanchements inflammatoires?

*Réponse. Euplastiques, cachoplastiques, aplastiques.*

Quelle est la différence entre les épanchements congestifs et inflammatoires ?

*Réponse.* Les derniers sont organisables, tandis que les autres ne le sont généralement point.

Quelles sont les terminaisons de l'inflammation ?

*Réponse.* La résolution et la suppuration.

Qu'entend-on par la résolution ?

*Réponse.* Le retour de la partie enflammée à son état normal, l'inflammation cessant insensiblement sans suppuration et avec résorption plus ou moins complète de l'épanchement.

Quel est le traitement capable de favoriser la résolution ?

*Réponse.* Il faut essayer les sédatifs, antiphlogistiques, évacuants, atténuants, résolutifs, la compression, les frictions, etc.

Qu'entend-on par suppuration ?

*Réponse.* C'est la dissolution chimique et la destruction des éléments compris dans le foyer inflammatoire, avec formation d'un liquide appelé *pus.*

Quel est le traitement à opposer à la suppuration?

*Réponse.* La stimulation.

Quelle est la théorie actuelle des corpuscules du pus?

*Réponse.* On admet que ce sont les corpuscules blancs du sang qui ont traversé les parois vasculaires.

Qu'entend-on par membrane pyogénique?

*Réponse.* C'est la paroi ou ligne de circonvallation entre le tissu vivant et le pus.

Quels sont les symptômes de la suppuration ?

*Réponse.* Cette terminaison de l'inflammation s'annonce par de légers frissons, par la rémission des symptômes, surtout par la douleur qui, de lancinante et aiguë, devient gravative, et par un sentiment de pesanteur auquel succède bientôt la fluctuation.

Qu'est-ce qu'un abcès, une fistule?

*Réponse.* L'abcès est une cavité circonscrite contenant du pus; la fistule est un conduit morbide étroit, souvent allongé, entretenu par une altération locale ou générale et qui laisse écouler du pus, des produits de sécrétion, etc.

(Les Anglais ont un mot qui nous manque pour désigner la *tendance des abcès à s'ouvrir à la surface*, c'est le mot *pointing*. A la question : *What is pointing*? on répondra : c'est la tendance, etc.)

Qu'est-ce qu'un ulcère?

*Réponse.* C'est une solution de continuité suppurante et peu disposée à se cicatriser.

Définir les mots *gangrène, mortification, carie, nécrose, séquestre*, exfoliation.

*Réponse.* La gangrène est une mortification commençante ; la mortification est la mort complète avec décomposition d'une partie avant la séparation de l'escare. La carie est l'ulcération de l'os; la nécrose est la mortification d'une partie circonscrite d'os; le séquestre est la partie d'os privée de vie, détachée et environnée de pus; l'exfoliation est la séparation par feuilles ou lamelles des parties d'os nécrosées.

Quels sont les symptômes généraux résultant d'une abondante suppuration ?

*Réponse.* Diminution de la fièvre; pouls fréquent, mais moins fort ; chaleur diminuant ou alternant avec des frissons et des sueurs; affaiblissement, épuisement, amaigrissement, etc.

Comment la dent se divise-t-elle anatomiquement?

*Réponse* En couronne, collet et racine ou racines.

Comment la dent se divise-t-elle physiologiquement?

*Réponse*. En émail, dentine, pulpe et cément.

Quel est l'ordre d'éruption des dents « caduques » ?

*Rép*. Les incisives centrales supérieures sortent entre 7 et 8 mois.

| | | | | |
|---|---|---|---|---|
| — | — | inférieures | — | 5 et 7 — |
| Les incisives latérales | | supérieures | — | 9 et 10 — |
| — | — | inférieures | — | 8 et 9 — |
| Les premières molaires | | supérieures | — | 13 et 14 — |
| — | — | inférieures | — | 11 et 12 — |
| Les canines | | supérieures | — | 19 et 20 — |
| — | — | inférieures | — | 17 et 18 — |
| Les secondes molaires | | | — | 23 et 30 — |

Quelles sont les exceptions à la règle générale?

*Réponse*. Quelques sujets naissent avec un petit nombre de dents ; les incisives latérales ont une époque variable d'éruption ; on a signalé des cas de personnes qui ont toujours été dépourvues de dents.

Quelle est la cause qui détermine surtout la mortalité des enfants?

*Réponse*. La dentition pathologique.

Quels sont les symptômes *généraux* de la dentition pathologique?

*Réponse*. La perte de l'appétit, une humeur chagrine, de l'agitation, l'insomnie, une soif fébrile, des paroxysmes douloureux, une souffrance continuelle, de la diarrhée ou de la constipation, de la congestion cérébrale, l'émaciation et la mort.

Quels sont les signes *locaux ordinaires* de la dentition anormale ?

*Réponse*. Des gencives rouges, un écoulement exagéré de salive, le désir de sucer le pouce ou les doigts, le besoin de mordre la cuiller ou le hochet, le refus ou le désir alternatifs de prendre le sein, etc.

Quelles sont les exceptions à cette symptomatologie ?

*Réponse*. L'absence de quelques-uns de ces signes ou de leur totalité.

Quel est le remède ?

*Réponse*. Mécanique (l'incision de la gencive).

Quelle est la résistance relative entre le tissu normal et le cicatriciel ?

*Réponse*. Le dernier est le plus faible, parce qu'il est de formation secondaire.

Comment faut-t-il inciser la gencive pour les incisives inférieures ?

*Réponse*. Parallèlement aux *bords tranchants* des dents, et au bord interne ou lingual de la gencive.

Comment faut-il inciser la gencive pour les incisives supérieures ?

*Réponse*. Parallèlement aux bords tranchants des dents et au bord externe ou labial de la gencive.

Comment faut-il inciser la gencive pour les premières molaires inférieures ?

*Réponse*. Crucialement, du tubercule lingual postérieur au tubercule buccal antérieur, et du tubercule buccal postérieur au tubercule lingual antérieur,

Comment faut-il inciser la gencive pour les premières molaires du haut ?

*Réponse*. Crucialement, de la face postérieure à l'antérieure, de la face linguale à la face buccale.

Comment faut-il inciser la gencive pour les canines ?

*Réponse*. D'abord, comme pour les incisives.

Et quand les tubercules des canines sont sortis, quelle est l'indication à remplir dans la dentition pathologique ?

*Réponse*. Il faut couper *l'anneau* de gencive en 2 ou 4 points.

Comment faut-il procéder pour les secondes molaires ?

*Réponse*. De la même manière que pour les premières molaires du bas.

Quel est le meilleur procédé à suivre pour les molaires dans les cas extrêmes ?

*Réponse*. C'est de réséquer un bloc de gencive.

Quelles sont les trois divisions de la dentition pathologique ?

*Réponse*. Elle est d'intensité modérée, grave ou dangereuse.

Où faut-il introduire le doigt quand on veut examiner la bouche d'un enfant âgé de moins de dix mois ?

*Réponse.* Au coin de la bouche, parce que les dents qui déterminent les désordres ne sont pas, à ce niveau, en voie d'éruption.

Où, si l'enfant a plus de dix mois?

*Réponse.* A la partie médiane de la bouche, pour la même raison.

Quels sont les dangers *immédiats* de l'incision gingivale ?

*Réponse.* L'instrument en glissant ou, par suite d'un mouvement brusque de l'enfant peut blesser la joue, la langue, etc.

Comment se mettre à l'abri de ce danger?

*Réponse.* En garnissant de linge la lame de la lancette, et en se mettant en garde contre les mouvements du sujet.

Quel est le danger consécutif?

*Réponse.* L'hémorrhagie.

Comment arrêter l'écoulement du sang ?

*Réponse.* Par l'application de styptiques, avec des moyens mécaniques, un traitement général, la position élevée, etc.

Quelle est la forme d'hémorrhagie la plus grave?

*Réponse.* Celle qui se fait lentement, en suintant, la forme atonique.

Quel est l'ordre d'éruption des dents permanentes?

*Réponse.* Les premières molaires sortent de 5 ans 1/2 à 7 ans.

| | | | | | |
|---|---|---|---|---|---|
| Les incisives centrales | — | 6 | à | 8 | ans. |
| Les — latérales | — | 7 | à | 9 | — |
| Les premières biscuspides | — | 9 | à | 10 | — |
| Les secondes — | — | 10 | à | 11 | — |
| Les canines — | — | 13 | à | 15 | — |
| Les secondes molaires | — | 12 | à | 14 | — |
| Les dents de sagesse | — | 17 | à | 45 | — |

Les dents inférieures précèdent les supérieures de quelques semaines.

Quelles sont les indications pour l'extraction des dents caduques?

*Réponse.* La sortie des dents permanentes supérieures en *dedans* de l'arcade et en arrière des dents caduques ; la sortie des dents permanentes supérieures en dehors de l'arcade ; le danger de complication résultant de leur rétention et d'une constitution fragile et débilitée. Comme règle, il vaut mieux conserver les dents de lait jusqu'à ce que le relâchement des couronnes indique que leurs racines sont absorbées au degré voulu.

Quelles sont les indications pour l'extraction des molaires de 6 ans ?

*Réponse.* Un état de carie assez prononcé pour qu'on ait peu de chance de les conserver un temps suffisant pour attendre la sortie des dents de douze ans; la mortification de la pulpe avant la calcification normale des tissus dentaires ; la saillie antérieure de l'arcade inférieure, l'occlusion vicieuse ou toute autre irrégularité capable de disparaître par l'avulsion de ces dents.

Quelles sont les dents permanentes dont l'éruption pathologique est généralement le plus difficile?

*Réponse.* Les dents de sagesse inférieures.

Quelle est la première grande division de toutes les dents?

*Réponse.* La division en supérieures et inférieures.

Nommez les faces des dents.

*Réponse.* Interne, externe, labiale, palatine, buccale, linguale, bords tranchants, surfaces d'articulation, tubercules.

Qu'entend-on par pathologie et thérapeutique dentaires?

*Réponse.* La pathologie dentaire considère les causes et les différentes formes des diverses maladies qui attaquent les dents.

La thérapeutique dentaire considère les médications applicables au traitement de ces maladies.

Qu'est-ce que la carie dentaire?

*Réponse.* Le ramollissement et la décalcification de la substance dentaire, ou une maladie des tissus durs analogues à l'ulcération des parties molles.

Quelle en est la *cause première*?

*Réponse.* Une influence générale que nous ne connaissons pas.

Quelles sont les deux divisions des causes prédisposantes de la carie ?

*Réponse.* On les divise en constitutionnelles et locales.

Quelles sont les trois divisions des causes prédisposantes *locales* ?

*Réponse.* Structure, forme, position.

Nommez quelques-unes des causes prédisposantes constitutionnelles.

*Réponse.* Thermiques, chimiques, parasitaires.

Indiquez les opinions enseignées relativement aux influences *thermiques*, *chimiques* et *parasitaires*.

*Réponse*. Les changements de température n'affectent pas directement la structure dentaire, mais prédisposent indirectement à la cause par le choc qu'en reçoit la pulpe.

Une action chimique peut être attribuée aux liquides buccaux, à la décomposition des aliments, etc., d'où résultent le ramollissement et la décalcification des tissus dentaires. L'influence parasitaire ne s'exerce qu'après le début de la carie, elle est concomitante de la carie.

Indiquez les opinions enseignées relativement aux influences qui dépendent de la structure, de la forme et de la position.

*Réponse*. 1° En ce qui concerne la structure, les dents dont les tissus sont durs, compacts, résistent d'une manière prononcée a la carie et aux autres forces destructives.

Les dents de structure molle, défectueuse, cèdent au contraire rapidement aux influences pathologiques.

2° En ce qui concerne la forme, les dents qui ont des sillons profonds, des fissures, des dépressions ou des creux sont plus exposées à se carier que les organes parfaits.

3° En ce qui concerne la position, les dents entassées en avant de la bouche ou qui ne s'emboîtent pas convenablement sont exposées à la carie par suite de la rétention de débris alimentaires, de mucus épaissi, etc., ou par suite d'usure mécanique.

Qu'entend-on par *périodicité* de la carie?

*Réponse*. Sa réapparition à certaines périodes, où le tempérament, le genre de vie, la condition physique, etc., se modifient.

| Périodes de carie. | Époque de cessation relative. |
|---|---|
| 1° de 5 à 8 ans. | 1° entre 8 et 12 ans. |
| 2° de 12 à 20 — | 2° — 20 et 30 — |
| 3° de 30 à 40 — | 3° — 40 et 55 — |
| 4° de 55 à 60 — | 4° période variable vers 60 ans |
| 5° de 60 à 65 — | 5° entre 65 et 70 ans. |
| 6° de 70 à 75 — | 6° — 75 et 80 — |

7° 80 ans, époque où une dent peut se carier rapidement et est bientôt suivie de la mort du sujet.

Quelle est la doctrine reçue en ce qui concerne l'action d'une dent cariée sur les autres dents?

*Réponse.* Une dent qui se carie n'a pas d'influence destructive sur les autres dents ; elle tend au contraire à localiser l'action acide ou alcaline des liquides buccaux, en exemptant ainsi, pour un temps, les autres dents qui sont le plus exposées à se carier sous l'influence de telle ou telle cause déterminante prononcée.

Pourquoi les deux sexes sont-ils affectés à un degré différent au point de vue de la carie?

*Réponse.* Les femmes sont plus exposées à cette maladie à cause de leur mode d'existence, de la fonction menstruelle, des grossesses, du soin des enfants, etc. ; les hommes ont une vie plus extérieure, plus d'exercice, fument, mâchent du tabac, toutes choses qui, s'ils ne font pas d'excès, peuvent les préserver de la carie dentaire.

Quelle est l'action des différentes affections sur la carie?

*Réponse.* La maladie n'agit pas directement sur les tissus dentaires, mais elle affecte l'économie en modifiant et altérant son fonctionnement normal ; et, par suite, les dents de faible vitalité sont plus exposées à la carie.

Comment la *scrofule* agit-elle sur la carie?

*Réponse.* Elle en précipite le cours en affaiblissant la vitalité générale, en prédisposant à la formation de tissus aqueux, et à une structure dentaire défectueuse, mais elle ne provoque pas directement la carie.

Comment faut-il se servir de la brosse à dents?

*Réponse.* On doit employer une brosse molle, une ou deux fois par jour, en ayant soin de bien nettoyer les surfaces triturantes et tranchantes et en allant légèrement des collets aux surfaces internes et externes.

Quelle est l'opinion reçue en ce qui concerne l'emploi de la *pierre ponce*?

*Réponse.* C'est une substance excellente pour nettoyer les dents et pour leur donner de l'éclat, elle ne détériore ni l'émail ni les gencives, quand on l'emploie convenablement ; il faut l'appliquer avec un bâtonnet de bois tendre. On la prépare avec la ponce pulvérisée ordinaire, qu'on lave et décante plusieurs fois, en laissant déposer les particules les plus grossières, en filtrant l'eau qui contient la poudre la plus ténue pour la faire sécher ensuite.

Dressez une liste des dents suivant leur prédisposition relative à la carie.

*Réponse.* Première molaire inférieure, première molaire supérieure, seconde molaire inférieure, seconde molaire supérieure, incisive latérale supérieure, seconde bicuspide supérieure, incisive centrale supérieure, bicuspide supérieure, bicuspide inférieure, troisième molaire inférieure, troisième molaire supérieure, canine supérieure, bicuspide inférieure, incisive latérale inférieure, incisive centrale inférieure, canine inférieure.

Quelle est l'importance *pratique* de la connaissance de cette prédisposition relative des dents à la carie?

*Réponse.* C'est un guide sûr pour l'extraction des dents dans toutes les circonstances: pour conserver les *meilleures* dents comparativement dans la correction des irrégularités; pour appliquer les crochets des pièces de prothèse sur les organes convenables; enfin, comme l'art doit être surtout conservateur, cette connaissance est indispensable au praticien instruit.

Comment doit se faire l'*examen méthodique* de la bouche?

*Réponse.* Il faut commencer par les dents du fond et passer de l'une à la suivante, en examinant complètement chaque face de toutes les dents.

Indiquez pour chaque dent les points d'attaque de la carie.

*Réponse.* Pour les incisives centrales et latérales, les faces latérales ; de même pour les molaires et les bicuspides, aussi les sillons des faces triturantes ; les dépressions qui se trouvent à la base des incisives latérales et des canines ; la face buccale et les bords cervicaux des molaires et des bicuspides.

Quels sont les instruments nécessaires pour un examen complet?

*Réponse.* Un miroir, un stylet, des ligatures de soie floche et des coins.

Qu'entend-on par odontalgie ?

*Réponse.* C'est la douleur qui se fait sentir dans une dent ou son voisinage.

Quelle est la première cause d'odontalgie ?

*Réponse.* L'ivoire sensible.

### IVOIRE SENSIBLE.

Quelles sont les *quatre* divisions primitives permettant de discuter le sujet de l'ivoire sensible ?

*Réponse.* 1° Les cas où la carie n'a produit aucune cavité perceptible ; 2° ceux de carie superficielle ; 3° ceux de carie simple ; 4° ceux de carie profonde.

Quels sont les *symptômes de l'ivoire sensible* ?

*Réponse.* Des sensations désagréables, siégeant au voisinage des dents, des mâchoires, des joues, du nez, des lèvres, et aggravées par le contact des substances douces et acides ; le siège du mal ne se localise positivement que par le toucher.

Quel est le *diagnostic spécial* de l'ivoire sensible ?

*Réponse.* Douleur instantanée au contact ou au toucher, qui disparaît dès qu'on cesse le contact.

### CAS OU LA CARIE N'A PRODUIT AUCUNE CAVITÉ PERCEPTIBLE.

Où est, dans ce cas, le siège du mal, et quelles apparences présente-t-il ?

*Réponse.* Le voisinage du collet dentaire, les sillons et les tubercules des faces triturantes et les bords tranchants, parfois, les parties sensibles n'offrent rien de particulier ; d'autres fois, surtout au collet des dents, elles sont lisses, dures et polies, ou dures sans être polies ; d'autres fois encore, elles sont ramollies, altérées dans leur coloration et ont conservé leur contour régulier, ou bien elles sont excavées, concaves dans les sillons, sur les tubercules et les bords tranchants.

Quelles sont les considérations générales en ce qui regarde les végétaux, les fruits et les condiments acides ? Quelle est la médication ?

*Réponse.* Les aliments acides déterminent une condition acide de l'estomac, qui à son tour influence les liquides buccaux, amène une sensibilité de l'ivoire, agace les dents, augmente la carie existante, etc. Comme traitement, recommander de s'abstenir (pendant quelques jours ou une semaine, suivant l'intensité du mal) des substances acides, telles que les conserves au vinaigre, les fraises, les pêches, le citron, les tomates, etc. Médication alcaline.

Quelles sont les prescriptions *locales* ?

*Réponse*. La chaux, la soude, la craie, une solution ammoniacale, le phénol sodique, etc.

Quelles sont les prescriptions générales ?

*Réponse*. Doses de deux grains de bicarbonate de soude dans l'eau, à prendre trois à cinq fois par jour pendant une semaine ; collutoire avec cinq à dix gouttes de phénol sodique dans un demi-verre d'eau ; suppression des aliments acides.

Que savez-vous sur l'action des obturations faites avec deux métaux différents ?

*Réponse*. Quand ils se touchent, il n'y a pas d'action galvanique, la dentine est préservée et les liquides de la bouche se maintiennent dans une condition favorable ; si les deux métaux ne sont pas en contact positif, il peut se produire un choc quand le contact s'établit par l'intermédiaire de la langue, de la joue ou de la salive. Ce phénomène a lieu ordinairement pendant la mastication, avec une intensité variable.

Que savez-vous de l'union de l'amalgame avec une plaque d'or ?

*Réponse*. Il en résulte une action galvanique douce, continue et stimulante, qui détermine un effet salutaire pour la bouche et pour la santé générale.

Quelles sont, en dehors du mal de dents, les complications *graves* dépendant de l'ivoire sensible ?

*Réponse*. Les complications névralgiques.

Que savez-vous relativement à l'*enlèvement* de la *carie superficielle*, sur les dents sujettes à se carier ?

*Réponse*. La carie superficielle est cette période de la maladie qui permet sa résection facile à l'aide de limes de fraises de roues de corindon, etc. Dans les dents sujettes à se carier, il faut l'abandonner à elle-même jusqu'à ce que son progrès indique l'intervention par l'obturation.

CARIE SIMPLE

Qu'entend-on par carie simple?

*Réponse.* C'est la période de la maladie où l'obturation *commence* à devenir nécessaire.

Quel est le *premier* remède à opposer à la *sensibilité* des cavités produites par la carie simple?

*Réponse.* La sécheresse.

Comment explique-t-on l'avantage de ce moyen?

*Réponse.* La sécheresse émousse la sensibilité, ainsi, par exemple : la langue, quand elle est sèche ne peut transmettre la sensation du goût, etc.

Quel est le deuxième remède?

*Réponse.* La résection *rapide* à l'aide d'instruments *bien tranchants*.

Comment explique-t-on cet effet?

*Réponse.* Un doigt peut être traversé par une balle ou coupé rapidement, en ne déterminant, au moment de la blessure, qu'une douleur très légère ; le *choc* engourdit les nerfs à l'instant où il se produit. La même explication convient à la résection rapide de l'ivoire.

Quelle est la méthode appropriée à cette opération? Pourquoi?

*Réponse.* Il faut couper de dedans en dehors, et, si l'on se sert de fraises mues par la machine dentaire, on commence par *entailler* légèrement le fond de la cavité, puis l'on coupe à la même profondeur la partie extérieure de l'ivoire. La raison de cette manière d'opérer est que les canalicules, se trouvant sectionnés d'abord à leur base, la sensation ne saurait se transmettre à la pulpe, quand on tranche les parties sus-jacentes.

*Applications topiques.* — Quelles sont les *quatre divisions* de ces médicaments?

La *première* comprend ceux qui ne font courir aucun danger à la pulpe;

La *deuxième*, ceux qui peuvent, *par hasard*, lui faire courir quelque risque ;

La *troisième*, ceux qui *sont sujets* à la mettre en danger ;

La *quatrième*, ceux qui sont *toujours dangereux*.

Parmi les médicaments qui ne font courir aucun danger à la pulpe citez-en une dizaine ?

*Reponse.* La craie préparée, le bicarbonate de soude, l'essence de girofles, la solution concentrée d'ammoniaque, le chloroforme, le naboli, numéros 1, 2 et 3, l'acide nitrique, la chaux vive, la teinture dent., l'aconit, etc.

Nommez trois ou quatre des remèdes qui peuvent, dans certaines circonstances, exposer la pulpe à quelque danger.

*Réponse.* La créosote, l'acide phénique, le carbonate de potassium et de chlorure de zinc.

Comment emploie-t-on le collodion et la glycérine comme réactifs de la créosote et de l'acide phénique?

*Réponse.* La glycérine et la créosote mélangées par parties égales, font une masse trouble, la créosote flottant au-dessus; la glycérine et l'acide phénique à parties égales font une solution claire. Si l'on ajoute de la créosote à un mélange d'alcool et de collodion par parties égales, on obtient une solution claire ; tandis que l'addition d'acide phénique au même mélange d'alcool et de collodion donne une masse gélatineuse.

Parmi les médicaments qui sont sujets à mettre la pulpe en danger, citez-en trois ou quatre.

*Réponse.* L'acide chromique, l'acide phosphorique, l'ethylate de sodium, le chlorure de calcium.

Que savez-vous de l'acide phosphorique?

*Réponse.* Il est dangereux, parce que son action lente, douce et persistante, peut n'entraîner la mort de la pulpe que des années après son emploi. D'autres agents, étant plus sûrs et également efficaces, il faut éviter de s'en servir.

Pourquoi appelle-t-on le chlorure de zinc au sel *polychreste* ?

*Réponse.* Cette épithète lui est donnée à cause de ses nombreuses applications.

Quelles sont les actions diverses de ce sel?

*Réponse.* Il agit comme antiseptique, astringent, tout en étant encore un puissant escharotique.

Quelle est la forme sous laquelle il convient d'employer le chlorure de zinc, pour émousser la susceptibilité de la dentine?

*Réponse.* A l'état déliquescent.

Pourquoi?

*Réponse.* Si on l'employait en cristaux, il faudrait qu'il fonde avant de pouvoir agir sur le tissu dentaire; et si on s'en servait à l'état de dilution, sa force serait atténuée de telle sorte qu'il produirait de l'irritation, au lieu d'un effet escharotique.

Quelles sont les sensations que déterminent d'ordinaire les applications de chlorure de zinc?

*Réponse.* Des sensations douloureuses.

Quelle est la *caractéristique* de la souffrance?

*Réponse.* Elle augmente et diminue graduellement sous l'influence du froid.

Quelle est le mode de préparation du chlorure de zinc pour l'*usage dentaire*?

*Réponse.* On prend parties égales de chlorure de zinc et de glycérine, et on les triture dans un mortier jusqu'à consistance ferme; puis l'on met la masse dans un flacon, où elle doit rester en repos pendant quinze jours.

Quelle est la saveur du chlorure de zinc?

*Réponse.* Douçetre, métallique, astringente.

Quelle est le mode d'application du chlorure de zinc?

*Réponse.* On l'applique avec un stylet d'or ou un bâtonnet pointu, sur de la ouate, ou mélangé avec l'oxyde de zinc, pour faire les obturations.

Pourquoi emploie-t-on conjointement l'essence de girofles?

*Réponse.* Parce qu'elle émousse la douleur.

Combien dure ordinairement la souffrance provoquée par les applications du chlorure de zinc?

*Réponse.* De trois à dix ou quinze minutes.

Quelles sont les exceptions?

*Réponse.* La douleur peut se prolonger une heure ou davantage.

Quel *doit être le caractère* de la douleur?

*Réponse.* Elle est supportable, mais assez vive, pleine et soutenue.

Quel genre de douleur *peut* survenir?

*Réponse.* Il peut survenir une douleur lancinante, avec des battements répondant aux pulsations artérielles.

Quelle est la signification de ce phénomène et quel traitement réclame-t-il?

*Réponse.* Il annonce une irritation de la pulpe, et exige une médication calmante, sédative et antiphlogistique.

Comment faut-il se servir de l'excavateur après les applications du chlorure de zinc ?

*Réponse.* On ne doit commencer la résection qu'environ une demi-minute après la cessation de la douleur, et ne pas dépasser la mince couche d'ivoire insensibilisée par cet agent.

Quelle est la préparation que réclame une cavité, consécutivement à l'action du chlorure de zinc ?

*Réponse.* Il faut neutraliser celui-ci par des lavages à l'eau tiède, et appliquer de l'essence de girofles.

Comment prépare-t-on le carbonate de potassium pour l'usage dentaire ?

*Réponse.* En mélangeant un gramme de ce sel avec trente-cinq grammes de glycérine.

Quel est son mode d'application ?

*Réponse.* On l'applique avec un stylet d'or, un bâtonnet pointu, ou à l'aide d'un peu de ouate.

Quel est son effet ? Quels sont ses symptômes ?

*Réponse.* Il émousse la sensibilité, sans donner lieu à aucun symptôme.

Comment le neutralise-t-on ? Quel est le signe de sa neutralisation complète ?

*Réponse.* On le neutralise par l'essence de girofles ; s'il reste quelque trace de potassium, l'essence de girofles prend une couleur jaune; si un changement de coloration n'a pas lieu, la neutralisation est complète ?

Que savez-vous touchant les vertus de cet agent ?

*Réponse.* C'est un médicament bon, sûr et efficace.

Comment se prépare l'acide chromique ?

*Réponse.* En faisant agir l'acide sulfurique sur la solution du bichromate de potassium, ou en chauffant le dernier avec du nitre.

Quelle est son apparence ?

*Réponse.* C'est un sel en cristaux rouge foncé.

A quel genre appartient-il ?

*Réponse.* C'est un sel déliquescent.

Sous quelle forme faut-il employer l'acide chromique pour calmer la sensibilité de l'ivoire ?

*Réponse.* Sous forme liquide.

Comment peut-on se mettre à l'abri de ses dangers?

*Réponse.* En n'appliquant jamais la digue de caoutchouc, sous laquelle il pourrait s'insinuer et faire de grands ravages, avant qu'on ait eu le temps de s'en apercevoir; en le réservant pour les cavités facilement accessibles et pour les dents dures.

Pourquoi ?

*Réponse.* Parce qu'il agit sur les tissus sans *douleur accusatrice.*

Que pensez-vous de l'emploi de l'acide chromique dans des cavités d'accès difficile?

*Réponse.* Il faut y renoncer absolument.

Quels sont les symptômes qui en accompagnent l'emploi ?

*Réponse.* Un calme parfait pendant un certain temps, et qui peut aboutir à la mort de la pulpe.

Quels sont les signes de danger?

*Réponse.* Une douleur déchirante, croissante.

Quel est le traitement consécutif à l'action de ce sel ?

*Réponse.* Il faut sécher la cavité et la saturer d'essence de girofles.

Comment neutraliser l'agent, et quelle est la préparation finale de la cavité ?

*Réponse.* Avec de la craie, du carbonate de soude ou d'autres alcalins. Enfin, il faut sécher la cavité et la saturer d'essence de girofles ou d'acide phénique, puis la sécher de nouveau avant de procéder à l'obturation.

Quelle est l'apparence de l'éthylate de sodium ?

*Réponse.* Il est d'abord d'une couleur jaune-paille, qui passe à l'orange foncé au bout d'un certain temps.

Comment l'applique-t-on? Quelle est son action?

*Réponse.* Avec un stylet d'or ou un bâtonnet pointu. Il calme ou émousse la sensibilité.

Comment le neutralise-t-on? Quel soin réclame son emploi? Comment en éviter les inconvénients ?

*Réponse.* On le neutralise avec le bi-carbonate de soude; il exige les mêmes précautions que l'acide chromique, pour éviter de toucher la muqueuse; enfin il ne faut le placer que dans les cavités d'accès facile.

Quels sont les dangers qui peuvent résulter de l'acide chromique et de l'éthylate de sodium, en dehors de ceux que ces agents font courir à la pulpe ?

*Réponse.* Ils peuvent déterminer sur les tissus des plaies ulcéreuses et gangréneuses graves.

Médicament *dangereux* pour la pulpe. Donner les divers noms de cet agent ?

*Réponse.* Arsenic, oxyde blanc d'arsenic, acide arsénieux, mort aux rats.

Qu'est-ce que le cobalt ? A quoi doit-il sa propriété calmante ?

*Réponse.* C'est un métal gris rougeâtre, fragile, magnétique, s'oxydant lentement à l'air ; on le trouve en combinaison avec l'arsenic, auquel il doit sa propriété calmante.

Que savez-vous relativement à l'emploi de l'acide arsénieux ou du cobalt pour émousser la sensibilité de l'ivoire ?

*Réponse.* Il faut renoncer à son emploi, parce qu'il amènerait tôt ou tard la mortification de la pulpe.

Que pensez-vous de l'usage de très petites quantités d'arsenic et de leur prétendue innocuité quand elles sont appliquées pendant peu de temps ?

*Réponse.* Il faut y renoncer *absolument*, sous peine d'amener la mort de la pulpe.

Quels sont les médicaments *incapables* de léser la pulpe, quand on s'en sert pour calmer la sensibilité de l'ivoire dans les caries profondes ?

*Réponse.* La craie, le carbonate de soude, l'acétate de morphine, l'essence de girofles l'atropine, le chloroforme, l'alcool, le camphre, etc.

Quels sont les médicaments *pouvant parfois* léser la pulpe dans les mêmes conditions?

*Réponse.* Le chlorure de zinc, le carbonate de potassium, le naboli numéro 3, le nitrate d'argent, l'acide azotique, etc.

Quels sont les médicaments *généralement nuisibles* à la pulpe dans les mêmes conditions ?

*Réponse.* La créosote, l'acide phénique, etc.

Quelles sont les substances qui paraissent les plus propres à protéger la pulpe contre l'action de semblables agents ?

*Réponse.* Le sulfate de zinc, le plombage provisoire de Fowler, les vernis, etc.

Comment s'appliquent ces substances ?

*Réponse.* On prend le sulfate de zinc sur l'extrémité d'une spatule et, avec un stylet on le fait tomber dans la cavité ; comme le médicament est alors de consistance crémeuse, il prend de lui-même la position voulue sans le secours de *pression*. Il n'est pas *irritant* et durcit suffisamment pour protéger la pulpe. Le plombage provisoire de Fowler est chauffé et comprimé en disques de la grandeur voulue, puis on en prend un avec un stylet chaud, on le ramollit, on le met en position et l'on en scelle les bords avec un brunissoir chaud. On obtient ainsi un moyen non irritant et *complètement étanche*. Les vernis s'appliquent sur de la ouate, que l'on introduit dans la cavité et que l'on retire vivement après l'avoir doucement frottée contre les parois. Ils laissent ainsi un *revêtement mince* et suffisant néanmoins à protéger la pulpe.

Que savez-vous des phosphates de zinc employés dans le même but ?

*Réponse.* Leur action est encore trop incertaine pour que l'on s'en serve aujourd'hui autrement que dans un but expérimental.

Quelles sont les trois applications locales à ajouter aux précédentes ?

*Réponse.* La chaleur, le froid, l'électricité.

Quelles sont les diverses formes de la chaleur ?

*Réponse.* L'air chaud, les liquides chauds, le cautère galvanique, la chaleur réfléchie, etc.

Quelles sont les diverses formes du froid ?

*Réponse.* Les liquides et l'air froids, la glace, l'air pulvérisé, le rhégalène et autres liquides volatils, sur la partie que l'on veut insensibiliser.

Comment emploie-t-on l'électricité ?

*Réponse.* Au moyen de l'*hélice dentaire* (appareil d'induction).

Quelles sont les trois importantes considérations qui règlent l'application d'un courant ?

*Réponse.* 1° Il faut se servir d'un courant primaire interrompu 2° il faut qu'il soit agréable ; 3° enfin son augmentation et sa rapidité doivent dépendre absolument de l'impression du sujet.

Quels sont les accidents que peut déterminer l'électricité ?

*Réponse.* De la paralysie, des spasmes toniques, etc.

Comment peut-on faire disparaître les suites fâcheuses de l'électricité ?

*Réponse.* En changeant les pôles pour renverser le courant.

Quels sont les médicaments capables d'agir sur l'économie pour apaiser la sensibilité de l'ivoire ?

*Réponse.* Le bi-méconate de morphine, le sulphate de morphine, l'opium, le laudanum, l'élixir parégorique, et on se trouve encore bien de donner alternativement une pilule d'assa fœtida de 10 centigrammes, et dix à vingt gouttes de solution de méconate de morphine (même force que le laudanum).

Comment s'administrent ces médicaments ?

*Réponse.* Intérieurement et à petites doses.

A quoi faut-il recourir en dernier ressort ?

*Réponse.* A l'insensibilisation générale.

Comment la produit-on ?

*Réponse.* Par l'anesthésie.

Quelles sont les précautions à prendre pour rendre l'anesthésie inoffensive ?

*Réponse.* L'opérateur doit connaître et savoir manier l'agent qu'il emploie. Mais il n'est pas de substance capable d'annihiler complètement la douleur en une minute ou deux, durant une grave opération, qui puisse être considérée comme *parfaitement* inoffensive.

## CARIE PROFONDE.

Qu'entend-on par carie profonde ?

*Réponse.* Celle qui, par les progrès de la maladie, produit une cavité capable de déterminer l'irritation de la pulpe, pendant l'excavation, l'obturation ou à la suite de l'opération.

Quelle est la condition générale de semblables cavités ?

*Réponse.* Elles sont remplies de débris, de parcelles alimentaires en décomposition et de tissus plus ou moins désorganisés.

Comment l'opérateur peut-il faire plus de mal que de bien ?

*Réponse*. En enlevant une partie trop considérable de dentine décalcifiée.

Quelle est la double action du contenu de la cavité ?

*Réponse*. Il *protège* la *pulpe* contre les changements de température, la pression, etc.. et, d'autre part, il *active la carie* en donnant lieu à la décomposition de matière organique, aliment, etc.

Quel est le premier temps de la préparation de la cavité ?

*Réponse*. Il consiste à laver la cavité à l'eau *tiède*, à ébranler ou détacher doucement les débris restants avec un stylet mousse, puis laver de nouveau ; il faut ensuite abattre les bords de l'émail de façon à avoir une ouverture libre et d'accès facile pour les opérations ultérieures.

Qu'est-ce qu'il faut spécialement éviter ?

*Réponse*. Toute irritation, choc ou compression de la pulpe.

Comment faut-il seringuer de semblables cavités ?

*Réponse*. Doucement avec de l'eau tiède, en dirigeant le jet contre les parois, plutôt que du côté de la pulpe.

Quelles sont les trois catégories en lesquelles se divisent de semblables cavités une fois détergées et séchées ?

*Réponse*. Celles qui contiennent : 1° une *carie blanche ;* 2° *jaunâtre, brunâtre* et *noirâtre;* 3° de *consistance cornée.*

Indiquez quelques particularités appartenant à la carie molle et blanche ?

*Réponse*. Les bords externes de la cavité sont presque mous, faciles à briser, et se détachent en fragments considérables sous une action légère ; la carie est à *grains courts*, homogène, d'une nature telle qu'elle est facile à réséquer et nécessite des précautions pour ne pas exposer la pulpe ; très peu de sensation ou de changement de couleur dans la dentine à mesure qu'on approche de la pulpe.

Quelles sont les particularités appartenant à la carie jaunâtre, brunâtre et noirâtre ?

*Réponse*. Les bords externes sont assez forts, quoique d'une résistance variable. Ici la sensibilité et le changement de couleur de l'ivoire indiquent assez bien le voisinage de la pulpe.

Quelles sont les particularités appartenant à la carie de consistance cornée ?

*Réponse.* Elle est à *longs grains* et coriace. La résection doit se faire de *dedans en dehors*, et avec beaucoup de précautions ; si l'opérateur avait le tort de faire agir l'instrument de *dehors en dedans,* il pourrait mettre la pulpe à découvert.

Que savez-vous relativement à la conservation du tissu désorganisé ?

*Réponse.* Ce tissu étant de l'ivoire *décalcifié,* sa conservation judicieuse et bien comprise est éminemment désirable comme constituant la coiffe la meilleure et la plus acceptable.

Quelle est la médication qui convient à ce genre de carie ?

*Réponse.* La décalcification dépendant surtout d'une action acide, les indications sont : 1° Un traitement alcalin ; 2° des applications simples, adoucissantes et protectrices ; 3° éviter surtout l'emploi d'agents capables de coaguler l'albumine ou la fibrine, ou de désorganiser les tissus.

### CARIE PROFONDE (*suite*).

Quelles sont les considérations qui déterminent le choix des substances obturatrices ?

*Réponse.* Leur incompatibilité avec la structure dentaire, la ténuité des parois et l'épaisseur de la couche d'ivoire qui recouvre la pulpe ; on doit s'assurer si les parois sont en état de supporter la pression et la condensation de la substance obturatrice ?

Quelles sont les précautions qu'exige l'introduction des substances obturatrices ?

*Réponse.* Il faut les manipuler avec soin, varier la direction de la pression, et, si celle-ci est douloureuse, attendre pour continuer que la souffrance ait cessé. Pour produire des obturations compactes, on doit tasser légèrement au voisinage de la pulpe et augmenter la force à mesure qu'on approche de la surface,

Quels sont les dangers à redouter en dehors des désordres *immédiats ?*

*Réponse.* L'irritation résultant des changements de température, la rétention des produits exsudés par la pulpe, la résorption du tissu interposé entre la pulpe et la matière obturatrice, avec les inconvénients consécutifs, etc.

Comment les pulpes, recouvertes d'ivoire, sont-elles quelquefois mises à découvert après l'obturation ?

*Réponse.* Par la résorption ou la liquéfaction de la couche de dentine interposée entre la pulpe et la substance obturatrice.

Comment les pulpes se trouvent-elles quelquefois protégées naturellement ?

*Réponse.* Par un nouveau travail de calcification, par la consolidation des canicules et le dépôt de dentine secondaire.

Qu'entendez-vous par le dépôt de *dentine secondaire* ?

*Réponse.* Au point d'irritation la pulpe exsude un liquide plastique qui, avec le temps, finit par durcir ou se calcifier.

Quelle est la *seconde* cause de l'odontalgie ?

*Réponse.* Une légère irritation de la pulpe avant sa mise à nu, ou quand elle est *presque* exposée.

Quels sont les cinq genres d'irritants capables d'amener ce résultat ?

*Réponse.* Mécaniques, chimico-vitaux, les liquides ciés vide la bouche, les changements de température, les infiltrations.

Donner des exemples d'irritants mécaniques.

*Réponse.* L'introduction dans les cavités de parcelles alimentaires ou d'autres substances exerçant une pression.

Donner des exemples d'irritants chimico-vitaux.

*Réponse.* Des débris alimentaires se décomposant dans la bouche, fruits, etc.

Quels sont les signes indiquant que les liquides de la bouche sont viciés ?

*Réponse.* La viscosité et l'acidité de la salive.

Quelles sont les dents de la mâchoire supérieure les plus exposées à l'action irritante de l'air froid ?

*Réponse.* Les incisives et les canines.

Quelles sont celles de la mâchoire inférieure ?

*Réponse.* Les incisives, les canines et les bicuspides.

Quel est, généralement, le plus irritant du froid ou du chaud ?

*Réponse.* Le froid.

Pourquoi ?

*Réponse.* La température du sang est d'environ 37° centigrades.

L'eau glacée peut se supporter aisément et même agréablement dans la bouche, tandis que les liquides au-dessus de 60° peuvent à peine être tolérés. La différence est d'un côté 37°, de l'autre 23° ; si donc l'irritation varie en raison de la température, on voit que l'intensité des effets du froid se mesure par un écart de 14°.

Quelles sont les infiltrations irritantes?

*Réponse.* Celles qui sont salées douces et acides.

Quelle est la différence entre le mode d'action des agents irritants dans l'ivoire sensible et les cavités produites par la carie profonde?

*Réponse.* L'irritation de l'ivoire sensible a lieu par la *pression* des aliments, le contact des instruments, de l'ongle, etc., tandis que dans les cavités profondes elle se produit par simple infiltration.

Quels sont les symptômes de l'irritation pulpaire dans de semblables cavités?

*Réponse.* Des sensations désagréables, positivement localisées, et dont l'intensité maximum coïncide avec une irritation manifeste; point de crises aiguës, paroxysmiques douleurs non pulsatives et ne s'aggravant point par la pression de la dent.

Qu'entendez-vous par douleur spontanée?

*Réponse.* C'est une douleur qui survient en l'absence de tout agent d'irritation tangible.

Que devient le pronostic en présence de semblable douleur?

*Réponse.* Il est positivement défavorable, parce que la douleur spontanée indique une anomalie que l'on ne peut généralement pas diagnostiquer.

Que savez-vous relativement aux masses de dentine décalcifiée?

*Réponse.* Au point de vue du *traitement* et pour *sauver* les pulpes des dents défectueuses, il est *obligatoire* de conserver une partie suffisante de tissu décalcifié, mais encore vivant, comme moyen de protection.

Quel compte faut-il tenir alors de l'état de la pulpe?

*Réponse.* Il faut voir si elle est saine ou en état de maladie, calculer les chances qu'elle a de reprendre ses fonctions, en observant les conditions diverses du tempérament ou la condition physique du sujet, etc.

Quels sont les *deux* avantages que l'on recherche en conservant une couche de dentine en voie de désorganisation ?

*Réponse.* 1° Celui de ne pas approcher trop près de la pulpe ou de la mettre à nu ; 2° celui d'avoir une base organique capable de se calcifier de nouveau quand elle sera suffisamment protégée.

Le succès est-il infaillible après un semblable traitement?

*Réponse.* Il faut faire la part des influences locales et générales qui se jouent trop souvent des efforts conservateurs du chirurgien, et s'il n'est pas permis d'affirmer que *tous* les essais intelligents et bien dirigés réussiront invariablement et universellement, on peut dire cependant que, dans la grande majorité des cas, les dents ainsi traitées rendent assez de services pour faire recommander en toute assurance l'efficacité de ce genre de traitement.

Quelles sont les indications du succès?

*Réponse.* La disparation graduelle et plus ou moins prononcée du *malaise* dans la dent et son voisinage, la diminution des exacerbations malgré le défaut de précautions pendant la mastication et contre les changements de température, etc., enfin l'absence de toute conséquence fâcheuse à la suite d'imprudences de ce genre.

Quelles sont les indications du danger ?

*Réponse.* Une sensation graduelle et croissante de *malaise* ; la dent devient un peu plus sensible à l'action du froid ; le sujet s'en préoccupe davantage et en prend plus de soin, ayant quelquefois une vague appréhension des conséquences fâcheuses qui vont survenir.

Quels sont les symptômes d'un échec ?

*Réponse.* La chaleur détermine un peu de malaise qui va cependant en augmentant ; il se produit parfois de la douleur, des troubles névralgiques, une exaltation nerveuse et des désordres généraux par action réflexe.

Quels sont les caractères de la névralgie faciale résultant de cette cause ?

*Réponse.* La mortification lente de la pulpe peut amener des troubles névralgiques présentant presque tous les degrés d'intensité et de durée. Les *élancements* peuvent être fréquents ou rares, prononcés, intenses, vivement douloureux, faisant éprouver une véritable torture au malade ou seulement un sentiment d'engourdissement. Quand le siège du mal est dans une molaire ou une bicuspide supérieure, la douleur rayonne de la dent vers la région temporale, dans l'oreille, la tête et vers le cou.

La névralgie résultant des dents antérieures du haut s'étend à la lèvre, à la joue, aux côtés du nez, sous l'œil et à l'intérieur de l'orbite; elle va même jusqu'au front et au crâne. Quand c'est une molaire inférieure qui est en cause, la douleur se dirige vers le cou, etc. La souffrance provoquée par les dents antérieures du bas se localise d'une manière plus nette du côté de la lèvre, de la mâchoire, du menton, à la partie antérieure du cou, etc. Les glandes salivaires paraissent aussi fournir une sécrétion plus abondante.

Quelles conséquences peut amener la congestion de la pulpe?

*Réponse.* Les liquides exsudés peuvent se résorber et permettre à la circulation de se rétablir, tout rentrant alors dans l'état normal. La pulpe peut rester en état de congestion chronique, sans donner lieu à aucun trouble positif pendant une période indéterminée; elle peut encore subir une mortification, active ou passive, puis se putréfier ou se momifier, toutes ces possibilités dépendant du tempérament, de l'âge, de l'état général, etc.

Quel est le résumé des médications?

*Réponse.* 1° L'application judicieuse des agents modificateurs des tissus et des moyens propres à protéger la pulpe contre l'action des médicaments de nature irritante ;

2° Les soins apportés à l'excavation des cavités après une étude attentive de celle-ci ;

3° La précaution de fouler la matière obturatrice dans des directions latérales, le tassement convenable et judicieux de l'or ou d'autre substance, l'interposition d'une base assez résistante pour supporter la pression inévitable et l'emploi de matières plastiques ;

4° L'interposition d'une substance obturatrice non conductrice ou poreuse.

Quels sont les degrés intermédiaires entre la carie profonde et la mise à nu de la pulpe? Y en a-t-il deux ou trois?

*Réponse.* Trois : 1° la carie très profonde; 2° la carie s'avançant au voisinage de la pulpe ; 3° l'exposition à peu près ou tout à fait complète.

Ces différents degrés ont-ils une égale importance?

*Réponse.* Non.

Pourquoi?

*Réponse.* La carie profonde chez un sujet nervoso-lymphatique exigerait le même soin et la même habileté que le traitement d'une pulpe presque exposée chez un sujet nervoso-sanguin, et chez le bilioso-lymphatique, la carie qui approche de la pulpe a la même importance que l'exposition complète chez le bilioso-sanguin.

Quelles sont les huit influences dont il faut tenir compte dans le traitement conservateur de la pulpe?

*Réponse.* L'âge, les changements barométriques et thermiques, le tempérament, le sexe, le lieu d'habitation et le mode d'existence, la condition physique, les travaux exagérés et le genre d'occupation.

A quelles périodes de la vie l'âge a-t-il de l'influence?

*Réponse.* Dans la jeunesse, l'âge mûr et la vieillesse. Chacune de ces périodes se subdivise en époques bien distinctes de cessation comparative de la carie. Les vingt premières années de la vie sont fécondes en désordres : — généraux, comme dans les os et les divers organes ; locaux, comme la carie dentaire, la calcification imparfaite des dents, etc.

Quelle est la première division des tempéraments?

*Réponse.* On distingue quatre tempéraments fondamentaux : bilieux, sanguin, lymphatique et nerveux.

Quelles sont les divisions secondaires?

*Réponse.* Il y en a douze. Ce sont les tempéraments composés : 1° sanguin-bilieux, lymphatique bilieux, nerveux-bilieux ; 2° bilieux-sanguin, lymphatique-sanguin, nerveux-sanguin ; 3° bilieux-lymphatique, sanguin-lymphatique, nerveux-lymphatique ; 4° bilieux-nerveux, sanguin-nerveux, lymphatique-nerveux. On a ainsi la division appelée *binaire*.

Quelles sont les deux classes suivant lesquelles se divisent les attributs des tempéraments?

*Réponse.* On distingue les attributs internes et externes.

Quels sont les attributs externes des dents du tempérament bilieux ?

*Réponse.* Ces dents sont légèrement étroites au collet, ont presque le même volume du collet au bord tranchant, une couleur jaunâtre, sont fortement implantées dans la mâchoire, ont l'émail solide, etc.

Quels sont les attributs externes des dents chez les sujets de tempérament sanguin ?

*Réponse.* Structure compacte, solide implantation dans la mâchoire, coloration crémeuse, plus ou moins translucide, couronnes courtes, offrant le même volume depuis le collet jusqu'au bord tranchant, qui est usé, arcade dentaire en fer à cheval.

Quels sont les attributs externes des dents chez les sujets de tempérament lymphatique.

*Réponse.* Volume considérable, surtout au milieu de la dent, atténué au collet et au bord tranchant ; peu de solidité d'implantation, couleur pâle, jaune blanc ou blanchâtre.

Quels sont les attributs externes des dents chez les sujets de tempérament nerveux ?

*Réponse.* Ces dents sont rétrécies au collet et augmentent de volume en allant vers le bord tranchant ; elles sont longues, de couleur brillante, blanc de perle ou bleuâtre ; tubercules fins, aigus, parfaitement formés et rarement usés, offrant en somme un aspect agréable

Quels sont les attributs internes des dents chez les sujets de tempérament bilieux ?

*Réponse.* La force, la permanence, une vitalité qui leur permet de résister à la carie ; quant à celles qui en sont atteintes, elles guérissent généralement bien, quoique lentement.

Quels sont les attributs internes des dents chez les sujets de tempérament sanguin ?

*Réponse.* Structure dense ; nutrition et vitalité considérables.

Quels sont les mêmes attributs dans le tempérament nerveux ?

*Réponse.* Structure comparativement dense ; bonne organisation, malgré un certain défaut de solidité ; vitalité qui leur permet de résister souvent et de guérir vite, plutôt que de leur assurer une durée permanente.

Quels sont les mêmes attributs dans le tempérament lymphatique?

*Réponse.* Volume considérable, laxité des tissus, tendance à la faiblesse, ou manque de force ; peu de vitalité, traitement peu efficace et récidives fréquentes.

En combien de classes divise-t-on les tempéraments considérés au point de vue dentaire?

*Réponse.* En quatre.

Nommez les tempéraments de la première classe.

*Réponse.* Bilieux- sanguin, sanguin-bilieux.

Ceux de la seconde classe.

*Réponse.* Lymphatique-sanguin, lymphatique-bilieux, nerveux-bilieux, nerveux-sanguin.

Ceux de la troisième classe.

*Réponse.* Sanguin-lymphatique, bilieux-nerveux, sanguin-nerveux, lymphatique-nerveux.

Ceux de la quatrième classe.

*Réponse.* Bilieux-lymphatique, nerveux-lymphatique.

Quels sont les caractères de la première classe?

*Réponse. Excellents.*

Quels sont les caractères de la deuxième?

*Réponse. Bons.*

De la troisième?

*Réponse. Douteux* et *anxieux.*

De la quatrième.

*Réponse.* Positivement *diaboliques.*

Si le tempérament sanguin-bilieux suit le bilieux-sanguin, pourquoi le tempérament sanguin-lymphatique ne suit-il pas le lymphatique-sanguin?

*Réponse.* A cause de la différence dans les attributs fondamentaux, la base sanguine donnant la force et toutes les qualités au tempérament lymphatique-sanguin. La base lymphatique, au contraire, avec sa vitalité et sa nutrition défectueuses, cède naturellement la place à un tempérament pourvu de meilleurs attributs fondamentaux.

Comment l'état physique influence-t-il le traitement conservateur de la pulpe?

*Réponse.* C'est que, malgré la bonté des attributs du tempérament, il suffit que l'économie soit déprimée par une cause quelconque pour diminuer la force vitale de la pulpe, et alors le succès de la médication est influencé par les désordres de l'organisme. On réussit souvent, au contraire, chez des sujets de tempérament défectueux, quand ils sont d'une vigoureuse santé.

Comment agissent les travaux exagérés?

*Réponse.* Ils tendent à affaiblir la vitalité, non seulement de tout l'ensemble de l'organisme, mais de chacun de ses éléments ; la pulpe, se trouvant ainsi affectée d'une manière indirecte, devient incapable de résister aux progrès de la carie, s'affaiblit et se mortifie. Cette conséquence fâcheuse s'observe surtout chez les sujets anémiques et de mauvais tempérament.

Quelle est l'influence du sexe?

*Réponse.* Les effets du traitement sont à peu près les mêmes chez les deux sexes, cependant la grossesse exerce sur les dents une influence fâcheuse et bien connue.

Comment agit le genre d'occupation?

*Réponse.* Les travaux sédentaires, le défaut de ventilation, les changements de température, l'humidité, etc., ont une mauvaise influence. D'une manière générale, toutes les causes débilitantes, directes ou indirectes, compromettent le succès du traitement conservateur de la pulpe.

Quelle est l'influence du mode d'existence?

*Réponse.* Une hygiène vicieuse, une alimentation trop abondante ou insuffisante, de mauvaise qualité, etc., exerce un effet désastreux sur la pulpe, en affaiblissant la vitalité de toute l'économie tandis qu'un régime bien entendu aide singulièrement le traitement conservateur.

Comment agit la résidence, le lieu d'habitation?

*Réponse.* Les personnes qui vivent dans des pays à malaria sont débilitées et déprimées par les miasmes marécageux. Chez elles, la maladie prend le type périodique. Dans ces conditions, le traitement conservateur est incertain et échoue souvent. On a remarqué que des pulpes traitées dans des endroits sains s'altéraient gravement et souvent se modifiaient quand les sujets, ayant changé de résidence, subissaient l'influence paludéenne.

Quelle est l'influence des changements de température?

*Réponse*. Les applications locales, tels que les aliments chauds ou froids, liquides froids, air froid, etc., sont d'autant plus nuisibles pour la pulpe, que la carie s'en approche davantage. Les changements de température dilatent et contractent alternativement les vaisseaux superficiels et prédisposent ainsi aux congestions et aux inflammations avec toutes leurs conséquences. Ces troubles de la circulation entraînent un dérangement général de l'économie qui est défavorable au traitement conservateur de la pulpe.

Quelle est l'influence des changements barométriques?

*Réponse*. Cette influence est généralement *excitante*. Mars et novembre sont, dans notre contrée, des mois défavorables au traitement conservateur, à cause des variations barométriques.

Quelle est la troisième cause d'odontalgie ?

*Réponse*. L'irritation de la pulpe dentaire par son exposition *complète* ou *presque* complète, qui peut en amener la mortification.

Quels sont les symptômes ?

*Réponse*. Une douleur paroxysmique et rémittente ou intermittente, non périodique, pas toujours positivement localisée ; très intense durant les paroxysmes, pulsative ou gravative; s'exacerbant par l'irritation *thermique*, *vitale* ou *mécanique* ; plus forte à certains moments, surtout pendant la nuit ; enfin douleur n'augmentant pas par la pression, mais quelquefois par le choc.

Quelles sont les six causes qui peuvent déterminer de l'irritation *avant l'obturation des cavités?*

*Réponse*. 1° L'infiltration de liquides doux ou acides; 2° le contact direct de corps étrangers ; 3° la pression de corps semblables 4° l'action de la température ; 5° des irritants mécaniques ; 6° des applications médicamenteuses.

Quelle est la première et la plus importante connaissance dont on a besoin pour diagnostiquer l'exposition complète ou presque complète de la pulpe ?

*Réponse*. C'est la connaissance des particularités anatomiques appartenant aux cavités pulpaires. Leur position, leur étendue, leur direction générale et l'épaisseur des tissus qui recouvrent normalement les extrémités de la pulpe ; la portion ou les portions de cet organe qui sont le plus accessibles (à l'état normal) et qui se trouvent le plus rapprochées de la surface, etc.

On dit quelquefois que la cavité pulpaire est une miniature de la couronne de la dent. Qu'y a-t-il de vrai dans cette comparaison?

*Réponse.* Elle n'est vraie que d'une manière *générale*, car on trouve des pulpes dont les extrémités sont tantôt allongées tantôt raccourcies.

Que savez-vous à l'égard de la position relative des cavités pulpaires dans les dents examinées hors de la bouche et dans celles qui sont en place?

*Réponse.* Les dents placées dans la mâchoire n'ont jamais la position verticale que représentent les figures ou qu'on leur trouve quand on les examine à la main ; elles ne sont pas toujours non plus appliquées directement les unes contre les autres. Il faut donc bien tenir compte de ces différences pour tirer tout le parti possible d'une semblable connaissance au point de vue pratique.

Quelles sont les *quatre* considérations importantes à connaître pour éviter de mettre la pulpe à nu?

*Réponse.* 1° La situation de la cavité; 2° sa profondeur; 3° sa direction: 4° le caractère de la carie.

Quels sont les *quatre* moyens de diagnostiquer l'exposition complète ou presque complète de la pulpe?

*Réponse.* 1° Le froid et le chaud; 2° sa profondeur; 3° la pression avec une boulette d'ouate; 4° le tanin.

### APPLICATION D'UNE COIFFE

Quelles sont les premières considérations?

*Réponse.* Il faut s'assurer si les efforts conservateurs ont des chances de réussite et se demander si l'on possède l'habileté nécessaire pour tirer parti de chances même médiocres de succès.

Quelles sont les influences dont il faut tenir compte dans le traitement conservateur, étant donné qu'on possède une bonne substance pour la coiffe et l'habileté voulue?

*Réponse.* L'état de la pulpe, le tempérament, l'âge, l'état général, etc., ont une influence capitale et doivent être considérés avant de mettre en œuvre la *somme d'efforts* nécessitée pour chaque cas en particulier.

Quels sont les *sept* attributs que doit posséder une bonne coiffe?

*Réponse.* La non-conductibilité, une nature non irritante, la porosité, la plasticité, un certain degré de résistance et de durée, enfin, une vertu cicatrisante ou calmante avec des applications simples et composées.

Désigner quelques-unes des substances qu'on emploie comme moyen de protéger la pulpe?

*Réponse.* L'oxysulfate de zinc, la gutta-percha, les vernis, l'essence de girofles, le plâtre de Paris, le lacto-phosphate de chaux, le taffetas d'Angleterre, le liège, la peau de chamois, la corne de plume, l'ivoire, les feuilles d'étain, les lames minces de plomb, l'oxychlorure de zinc, l'oxychlorure hydraté.

Que savez-vous de la gutta-percha employée comme coiffe?

*Réponse.* C'est une des meilleures substances ; elle n'est pas irritante quand elle est convenablement appliquée, non conductrice, en harmonie avec les tissus dentaires, d'adaptation facile, suffisamment résistante.

Que savez-vous de l'oxychlorure de zinc?

*Réponse.* Il est irritant et escharotique quand on l'applique en *excès;* il a *plusieurs avantages*, car son application comme *coiffe* a pu, dans certains cas, déterminer *juste le degré suffisant* d'irritation de la pulpe pour aboutir à un *bon* résultat. Mais, comme on ne connaît pas actuellement le moyen de doser cet agent de manière à en obtenir la mesure voulue d'irritation dans chaque cas particulier, on a jugé prudent de repousser cet agent pour cet objet *spécial.*

Que savez-vous de l'oxychlorure de zinc hydraté?

*Réponse.* Il peut être excellent dans certains cas et est moins irritant que l'oxychlorure pur ; mais comme on possède d'autres substances préférables sous plusieurs rapports, son emploi devient une simple question de prudence.

Que savez-vous du lacto-phosphate?

*Réponse.* On le considère comme bien toléré par la pulpe dentaire. On le prépare avec : 1° du phosphate de chaux (humide) ; 2° l'acide lactique de Merk ; 3° du phosphate de chaux pulvérisé (sec).

Que savez- vous du phosphate de zinc ?

*Réponse.* Si l'on considère l'action particulière, lente, mais profonde et destructive de l'acide phosphorique et si l'on sait que la plupart des phosphates de zinc conservent, après qu'ils ont été réduits en pâte, une saveur et une réaction acides, on peut dire que leur usage est contestable.

Que savez-vous de l'oxysulfate de zinc ?

C'est peut-être la meilleure substance que nous ayons pour coiffer les pulpes en général ; elle s'adapte aisément, même dans les cavités inaccessibles ; elle prend rapidement et devient suffisamment dure ; elle n'est pas irritante et est mauvaise conductrice ; elle est poreuse, plastique et en harmonie avec la structure dentaire aussi bien qu'avec le tissu de la pulpe.

Quel est l'espace de temps que l'on considère comme *probatoire* avant de juger si les efforts conservateurs ont réussi ?

*Réponse.* De six mois à un an.

Ce temps d'épreuve ne varie-t-il pas ?

*Rponse.* Oui, car l'insuccès s'accuse en moins de temps sur certaines pulpes, et peut attendre des années sur d'autres.

Que savez-vous au sujet des dents dont la pulpe se mortifie lentement ?

*Réponse.* Ces dents ne durent pas aussi longtemps et sont plus souvent l'occasion de désordres ultérieurs que celles dont la pulpe se mortifie rapidement. La souffrance prolongée, l'altération de la circulation et de la nutrition dans les tissus dentaires et circonvoisins, finissent par établir une tendance pathologique, qui ne manque guère d'éclater tôt ou tard par des troubles plus ou moins intenses, sous l'influence d'une *cause déterminante.* Au contraire, une dent qui n'a pas eu à subir ces influences prédisposantes prolongées, reprend plus facilement (après la mort de la pulpe) un aspect et un fonctionnement analogues à l'état normal.

Quelles sont les *quatre* conditions qui contre-indiquent les tentatives de conservation de la pulpe ?

*Réponse.* 1° Une irritation de cet organe, manifestée par des signes positifs et sans grand espoir de soulagement ; 2° un état de maladie et d'affaiblissement général, qui met le sujet dans l'impossibilité de supporter de nouvelles souffraces ; 3° le désir d'éviter des troubles ultérieurs (pouvant résulter de la mortification de la pulpe) ; 4° l'impossibilité où se trouve le sujet de consacrer le temps nécessaire au traitement conservateur.

Énumérer les dix causes externes d'irritation pour la pulpe :

*Réponse.* L'infiltration des substances salées, douces ou acides ; le contact direct de corps étrangers ; la pression de corps semblables ; l'irritation thermique, mécanique, médicale ; l'emprisonnement des produits exsudés sous une obturation ; l'usure des dents ; leur fracture ; les maladies des parties environnantes.

Quelle est la cause interne d'irritation ?

*Réponse.* La formation de nodules calcaires dans la pulpe.

Comment diagnostique-t-on la résorption des racines permanentes ?

*Réponse.* La douleur a le caractère névralgique et siège du côté de la joue (qui est quelquefois sensible à la pression), dans l'œil, etc.; vives souffrances par suite d'applications chaudes ou froides ; la pression de la dent détermine quelquefois une sensation particulière de picotement, douleur à la percussion. En général, les dents sont bonnes et fortes au point de vue de la structure et solidement implantées.

Qu'entend-on par calcification nodulaire ?

*Réponse.* C'est la formation de petits nodules de matière calcifiée à l'intérieur de la pulpe ; on en trouve quelquefois dans les canaux pulpaires, bien que d'ordinaire ces nodules ne se rencontrent que dans le corps de l'organe.

Quelle est la relation reconnue entre la résorption des racines permanentes ou la calcification nodulaire et la carie des dents ?

*Réponse.* La résorption s'attaque à des dents dont les couronnes sont saines et symétriques. La calcification nodulaire s'établit dans la pulpe des dents dont les couronnes sont aussi parfaites à tous égards. Ainsi donc, bien qu'on puisse observer et qu'on observe souvent la carie sur de pareilles dents, on ne saurait dire qu'il existe une relation de *cause à effet* entre elles et l'une ou l'autre des conditions ci-dessus.

Pourquoi faut-il faire l'extraction *complète* dans ces cas?

*Réponse.* Si on laissait le moindre fragment de racine, le soulagement serait presque insignifiant, sinon nul.

Sur quel principe doit se baser la pratique dans le traitement de l'irritation due à la présence de nodules pulpaires ?

*Réponse.* Il faut mettre tous ses soins et la plus grande prudence pour pouvoir avancer fermement vers la pulpe avec le moins d'irritation possible.

Quels sont les symptômes des nodules pulpaires ?

*Réponse.* L'émail est sensible au toucher. Le choc ou la trépanation de la dent détermine de la douleur. Le caractère de la souffrance peut être continu ou intermittent et devient plus violent avec la durée de la condition anormale, ou est influencé par l'état de l'économie, etc. La gencive a généralement l'aspect normal; l'ivoire est d'une exquise sensibilité (mais ce symptôme peut faire défaut); la pulpe, au moment où elle va être mise à nu et quand elle est exposée, est extrêmement sensible à la pression.

Comment s'établit le diagnostic de cette condition ?

*Réponse.* Par les symptômes seuls.

Quelle est l'influence du tempérament et de l'état physique sur la production des nodules pulpaires ?

*Réponse.* La calcification nodulaire se rencontre rarement chez les sujets de tempérament faible et dont l'organisme n'est pas vigoureux; les tempéraments supérieurs tels que le bilieux-sanguin, le lymphatico-sanguin, le névroso-sanguin et les semblables, y sont exposés à cause de l'irritation sthénique et de l'énergie des efforts récupérateurs et protecteurs des parties vitales.

Quel est le traitement préliminaire ?

*Réponse.* L'administration de l'assa fœtida en pilules et la solution de méconate de morphine ; l'application locale d'une pommade à base d'aconitine (aconitine, 0 gr. 10; cérat simple, 4 gr. ), suivie d'une pommade de vératrine (vératrine, 1 gr. 5 ; cérat simple, 4 gr.). On en prend environ la grosseur d'une tête d'épingle, que l'on passe doucement au pourtour des orbites, du nez et sur les joues. Il faut avoir grand soin qu'il n'en entre point dans les yeux.

Comment faut-il procéder avec de semblables dents ?

*Réponse.* La résection des tissus morbides doit se faire avec les plus grandes précautions. Pour apaiser la sensibilité de l'ivoire, il faut se servir d'acide chromique, de la pâte arsénicale, du chlorure de zinc, de l'électricité, etc., et de la pâte arsénicale pour dévitaliser la pulpe.

Qu'entend-on par *phantom-odontalgia* ?

*Réponse.* C'est la variété d'odontalgie qui a son origine dans la région d'où une ou plusieurs dents ont été extraites.

Quel est le meilleur mode de traitement de cette douleur ?

*Réponse.* Il consiste à forer l'alvéole avec une fraise ronde ou ovalaire de moyenne grandeur et à dilacérer complètement le tissu qui forme le plancher de la cavité. Puis, après avoir bien détergé les parties, à y appliquer une pâte d'aconit et de morphine. On peut encore recourir à une médication générale dans les cas rebelles.

Comment distingue-t-on immédiatement une production fongueuse de la gencive qui a pénétré dans une dent d'un fongus pulpaire ?

*Réponse.* Ce diagnostic immédiat est impossible ; il faut du temps et un certain traitement pour établir la distinction.

Quel est le premier traitement que réclament ces deux sortes d'excroissances ?

*Réponse.* Calmant, absorbant et astringent.

Pourquoi ?

*Réponse.* Parce qu'il est impossible de s'assurer, dès le principe, si l'on a affaire à une hypertrophie de la gencive ou de la pulpe. Il faut donc, pour déterminer positivement le véritable état des choses, recourir à une mesure suffisante pour permettre d'en reconnaître l'origine d'une manière *satisfaisante*.

## CARIE COMPLIQUÉE

Qu'entend-on par carie compliquée ?

*Reponse.* C'est la période de la carie où la pulpe a disparu, ou dont la médication exige pour la réussite la dévitalisation et l'extirpation de la pulpe dentaire.

Une dent privée de pulpe est-elle une dent morte ?

*Réponse.* *Elle ne l'est pas,* en ce qui regarde le cément et le périoste qui recouvre ce tissu ; elle l'*est* en ce qui concerne l'émail et l'ivoire.

Pourquoi ?

*Réponse*. Les forces vitales et nutritives, fournies par l'intermédiaire de la pulpe à l'ivoire et à l'émail se trouvent complètement supprimées par la mort de la pulpe. Quant au *cément*, qui reçoit sa nourriture du périoste, et à celui-ci qui a ses propres vaisseaux alimentaires, ils conservent leur vitalité après la mortification de la pulpe,

Quelles sont les diverses fonctions de la pulpe dentaire ?

*Réponse*. Elle est une source d'alimentation pour la dent, lui donne la sensibilité, en conserve la translucidité, la résistance vitale, etc.

Quelles sont les conséquences *probables* de la disparition de la pulpe dentaire ?

*Réponse*. Elles varient en raison du tempérament, du genre d'occupation et de l'état constitutionnel du sujet. Par exemple, toutes les conditions étant favorables, on peut promettre que la dent pourra rendre encore de bons services et se conserver en bon état. Mais il importe de se rappeler que tout *excès de travail* imposé à l'organe est une cause puissante, aussi bien déterminante que prédisposante de maladie. Il faut donc, avant de porter son pronostic, soigneusement considérer la position de la dent et la somme de travail qu'elle aura à faire.

Quelles sont les conséquences *possibles* de la disparition de la pulpe ?

*Réponse* Elles sont impossibles à déterminer, parce que l'on ne saurait fixer la somme et la durée de résistance vitale que le périoste péri dentaire peut opposer aux diverses conditions pathologiques auxquelles il est lui-même sujet. Ainsi donc, le sort d'une dent privée de pulpe est lié à la plupart des conditions comparativement normales et morbides que présentent ordinairement de semblables dents. Par exemple, sous des influences fâcheuses, ces dents *peuvent* se maintenir dans un bon état relatif pendant une période indéfinie ; et, au contraire, sous les meilleurs auspices, elles *peuvent* amener assez d'inconvénients pour nécessiter leur extraction.

Quels sont les quatre moyens de dévitaliser une pulpe ?

*Réponse.* La luxation, la torsion ou l'ébranlement d'une dent dans son alvéole ; la dévitalisation par des agents appropriés ; l'extirpation et la ponction ; le cautère actuel.

Comment se pratique la dévitalisation de la pulpe par ponction ?

*Réponse.* A l'aide d'un instrument rectiligne et terminé par une pointe fine et extrêmement acérée ; l'opération réclame une grande délicatesse de main, car c'est en avançant à petits coups répétés et en ajoutant des applications calmantes de teinture d'aconit, de pâte à l'acétate de morphine, d'acide arsénieux, etc., que la vitalité se détruit peu à peu.

Quelles sont la composition, l'origine et la préparation de l'acide arsénieux ?

*Réponse.* C'est un oxyde d'arsenic. On l'obtient en calcinant ce métalloïde à l'air libre ; l'oxyde se forme, se dégage en vapeurs et se condense dans le tuyau de la cheminée. C'est un poison violent, qui se condense en cristaux octahédriques, faciles à reconnaître. Il n'est pas très soluble dans l'eau, est très soluble dans les solutions alcalines, a une faible réaction acide, forme des arsénites, a une saveur âcre, nauséabonde.

Indiquez trois ou quatre réactifs de l'arsenic.

*Réponse.* Le nitrate d'argent ammoniacal donne avec l'acide arsénieux un arsénite jaune d'argent. L'hydrogène naissant réduit l'acide arsénieux. L'opération se fait avec l'appareil de Marsh. Lorsqu'on enflamme le gaz qui se dégage par l'orifice d'un tube effilé et qu'on interpose dans la flamme un corps froid, tel qu'une soucoupe de porcelaine, l'acide arsénieux se dépose sur la surface de la porcelaine sous forme de taches noires, brunâtres ; on peut encore chauffer le tube de dégagement du gaz, et l'on voit alors l'*anneau* caractéristique se produire, juste en avant de la partie chauffée. — Au chalumeau, l'arsenic répand une odeur alliacée ; s'il reste une partie non sublimée, c'est que l'arsenic était impur.

Reinsch a proposé, pour séparer l'arsenic des matières animales de traiter ces matières par l'acide chlorhydrique dilué, et de plonger ensuite des lames de cuivre parfaitement décapées dans le liquide maintenu pendant une demi-heure en état d'ébullition. L'arsenic, s'il en existe dans la liqueur, se dépose sur les lames de cuivre, et les recouvre d'une couche grisâtre d'aspect métallique.

Qui est-ce qui a introduit l'acide arsénieux dans la pratique dentaire ?

*Réponse*. Le Dr J. Spooner, de Montréal.

A quelle date ?

*Réponse*. On doit la connaissance de son procédé à son frère, le Dr S. Spooner, en 1836.

Quelle est la solubilité de l'oxyde blanc d'arsenic dans la créosote, l'acide phénique et l'essence de girofles ?

*Réponse*. Il ne se dissout dans aucun de ces composés.

Que savez-vous de l'action que peut produire l'arsenic par l'orifice radiculaire normal d'une dent parfaitement formée ?

*Réponse*. Quand l'arsenic ne *dépasse pas* cet orifice, il peut ne produire aucune irritation dans le tissu environnant.

Que peut-il arriver quand la dent n'est pas parfaitement formée ?

*Réponse*. L'irritation se produira probablement si l'application dure trop longtemps ou est souvent répétée. Il faut employer cet agent avec prudence dans les dents des enfants.

Pendant combien de temps l'acide arsénieux *doit-il* ou *peut-il* rester appliqué ?

*Réponse*. On ne saurait préciser la durée de cette application, mais elle doit être ordinairement de deux à vingt-quatre heures ; quelquefois, il suffit de se contenter de placer l'arsenic dans la dent pour le retirer aussitôt ; enfin, l'application peut durer une année.

Que savez-vous sur la cause et le traitement de toute irritation péridentaire survenant pendant la dévitalisation arsénicale ?

*Réponse*. *Cause* : la séparation entre le tissu mortifié et le tissu vivant qui a lieu immédiatement au delà de l'orifice de la racine, ainsi que la dérivation consécutive de la circulation normale, particulièrement sur la membrane péridentaire, détermine un afflux de sang, une *exaltation de la vitalité*, de la sensibilité, etc.

*Traitement*. En règle générale, la force vitale des parties suffit à rétablir rapidement les choses dans un état comparativement normal ; mais quand la sensibilité continue ou augmente, il faut faire sur la gencive des applications antiphlogistiques, calmantes, ou stimulantes, selon les indications symptômatiques.

Quelles sont les trois formes sous lesquelles se font les applications arsénicales ?

*Réponse.* La pâte arsénicale, le coton escharotique, le cobalt.

Quels sont les modes de préparation et d'application de ces trois formes ?

*Réponse. Pâte arsénicale.*

Acide arsénieux, 0 gr. 25, base.

Acétate de morphine, 0 gr. 50, adjuvant.

Créosote ou acide phénique, 10 gouttes, véhicule.

Mêlez. Appliquez au moyen d'un stylet ou sur une boulette d'ouate.

*Coton escharotique.*

De l'ouate hachée très menu est plongée dans un mélange composé d'acide arsénieux, tanin, acide phénique et opium ou acétate de morphine. Puis on la sèche et l'on en prend la quantité nécessaire pour chaque application.

*Cobalt.* On le réduit en poudre et on l'incorpore sous forme de pâte avec le médicament que l'on désire. Comme il doit son activité à l'arsenic qui est combiné avec lui, son mode d'emploi, d'application, réclame les mêmes soins que l'arsenic.

Quelles sont les quatre considérations qui assurent aux applications arsénicales les meilleurs résultats ?

*Réponse.* La siccité de la cavité, l'application *exacte* du médicament, la quantité convenable et le maintien en position.

Quel est le danger des applications arsénicales et quels sont les quatre moyens de s'en garantir ?

*Réponse.* Le médicament peut s'échapper de la cavité et altérer la gencive et la membrane muqueuse de la bouche. On évitera ce danger en appliquant une serviette ou la digue de caoutchouc, en préparant convenablement la cavité, en plaçant exactement le composé, en fermant hermétiquement l'orifice de la cavité avec une obturation provisoire.

Quelle est la preuve que la dévitalisation de la pulpe n'est pas *entièrement* due à l'action de l'arsenic ?

*Réponse.* La pulpe se *putréfie* quand on la laisse dans la dent. Or, on a prouvé d'une manière concluante qu'un tissu contenant de l'arsenic, même en faible quantité, ne se putréfie point, alors même que les conditions de chaleur, d'humidité et d'air sont le plus favorables.

Quel est le résultat qu'amène quelquefois sur le tissu dentaire une application d'arsenic ?

*Réponse.* Une suffusion sanguine produite par l'afflux intense et la congestion complète; une coloration rose ou rouge pourpre de la couronne et du collet de la dent.

Comment traiteriez-vous une dent ainsi altérée?

*Réponse.* Il faut nettoyer et obturer provisoirement les canaux radiculaires au-dessus de la suffusion, puis bien déterger la cavité, et laisser la dent ouverte aux liquides de la bouche. Il suffit de quelques heures ou de quelques jours pour que l'organe reprenne d'ordinaire une coloration comparativement normale.

Quelles sont les conditions qui favorisent les applications répétées d'arsenic, dans les dents de chaque mâchoire ?

*Réponse.* Dans les dents du haut, on peut répéter des applications faites convenablement avec une sécurité relative, en ce qui concerne la sortie du médicament et ses effets consécutifs sur la gencive et la membrane muqueuse contiguë, parce que la pesanteur et les liquides buccaux tendent à prévenir toute action locale. Dans les dents du bas, la pesanteur et les liquides buccaux sont au moins aussi favorables.

Quelles sont les six considérations qui maintiennent un *antagonisme systématique* dans le traitement des dents caduques, et des dents permanentes ?

EXTIRPATION DE LA PULPE DENTAIRE

*Réponse.*

1° Les dents caduques ont un usage temporaire.

2° Les dents caduques s'obturent pour des besoins temporaires.

3° Les racines sont en voie de résorption ou sont résorbées quand les couronnes réclament l'attention.

4° L'irritation de la pulpe gêne la résorption des racines.

5° La dévitalisation de la pulpe empêche la véritable résorption des racines.

6° Chaque considération indique la perte précoce de couronnes sans racines.

1° Les dents permanentes ont un usage permanent.

2° Les dents permanentes s'obturent pour des besoins permanents.

3° Les racines ne sont pas achevées quand il faut s'occuper des couronnes.

4° L'irritation de la pulpe gêne la formation des racines.

5° La dévitalisation de la pulpe empêche la formation des racines.

6° Chaque considération indique l'inutilité de racines sans couronnes.

De quoi dépend la *moyenne* des succès de cette opération ?

*Réponse.* De l'époque de l'année, de l'état physique du sujet, de la température, etc.

Quel est, pour chaque dent, le point où doit se faire la trépanation ?

*Réponse.* La face linguale pour les centrales supérieures;

La face linguale pour les latérales supérieures.

La tubérosité ou le côté labio-externe pour les canines supérieures ;

La face interne ou celle d'articulation pour la première bicuspide supérieure ;

La surface d'articulation pour la seconde biscupide supérieure.

Les faces interne, buccale ou d'articulation pour la première molaire supérieure ;

La surface d'articulation ou le côté latéro-interne pour la deuxième molaire supérieure ;

L'angle articulo-interne pour la troisième molaire supérieure

La face linguale juste en arrière du bord tranchant pour les centrales et latérales inférieures ;

Le côté labio-externe, près du bord gingival, pour la canine inférieure ;

Le côté bucco-interne, pour la première bicuspide inférieure;

Le côté bucco-interne, pour la deuxième bicuspide inférieure;

Les faces interne, buccale ou d'articulation pour la première molaire inférieure ;

Les faces interne, buccale ou d'articulation pour la deuxième molaire inférieure ;

Les faces interne, buccale ou d'articulation pour la troisième molaire inférieure.

Quelles sont les dents qui offrent le plus de chances de succès celles du haut ou celles du bas ?

*Réponse.* Les dents de la mâchoire supérieure.

Pourquoi ?

*Réponse.* A cause de leur plus grande vitalité et du caractère plus léger du tissu osseux environnant ; la pesanteur exerce aussi une influence avantageuse sur les effets congestifs, inflammatoires, etc., en aidant à prévenir les cicatrices externes, etc., qui pourraient résulter d'abcès ou d'autres complications.

Quelle est la première indication pour l'extirpation de la pulpe?

*Réponse.* Il faut sonder doucement pour s'assurer de la sensibilité.

Quel est le danger auquel est exposé l'instrument pendant l'extirpation?

*Réponse.* Il peut se briser dans le canal.

Quel est l'inconvénient de laisser un fragment de broche ou de stylet dans le canal.

*Réponse.* C'est celui de présenter des difficultés mécaniques pour la trépanation ultérieure de la dent.

Indiquer le traitement du canal dans les dents à racine unique.

*Réponse.* Après en avoir trouvé la direction, on l'élargit et on le déterge parfaitement avec de la glycérine et de l'alcool ou de l'essence de girofles. Puis, pour retirer tous les débris de pulpe on seringue à l'eau tiède et avec du phénol sodique. Une fois le canal préparé de la sorte, aussi *complètement* que possible, on le dessèche et on le remplit d'essence de girofles ou de glycérine, à l'aide de fins stylets. On enlève ensuite tout excédent du médicament avec du papier buvard, et on introduit doucement un pansement de coton en ayant soin de ne pas remplir le canal de niveau avec la chambre pulpaire.

Indiquer le traitement des canaux dans les dents à racines multiples.

*Réponse.* On commence par le plus large, qu'on agrandit, nettoie et panse successivement, comme quand on a affaire à des dents à racine unique. Comme le coton n'est pas de niveau avec la chambre pulpaire, on n'est pas exposé à le déranger dans la préparation des autres portions de la cavité et des autres canaux. Parmi ceux-ci, les plus fins, où il n'est pas possible d'introduire un pansement d'ouate, sont simplement remplis de l'agent médicamenteux. Cela fait, il ne reste plus qu'a obturer provisoirement, c'est-à-dire d'ordinaire pour une semaine, la chambre pulpaire et la cavité de la carie,

Pourquoi faut-il traiter d'abord le canal le plus volumineux?

*Réponse.* Parce qu'on enlève ainsi la masse du tissu dévitalisé, qu'on a le moyen d'empêcher les débris de rentrer dans des petits canaux déjà nettoyés et que l'on peut terminer le traitement des canaux juste avant l'obturation provisoire de la dent.

Combien faut-il habituellement attendre de temps, après l'extirpation de la pulpe, pour procéder à l'obturation définitive.

*Réponse.* Si les parties qui avoisinent l'extrémité de la racine ne sont que légèrement altérées et que les attributs du tempérament, l'état physique, etc., soient favorables, il ne faut généralement attendre que peu de temps. Mais, quand les parties deviennent sensibles, que l'irritation augmente (surtout dans les tempéraments inférieurs), on doit alors prescrire le traitement convenable et attendre le rétablissement d'une condition comparativement normale.

Que savez-vous des conséquences qu'entraîne l'apparition d'une *hémorragie?*

*Réponse.* On ne doit pas la considérer comme un signe positivement favorable ou défavorable. Quelquefois il ne se fait aucun écoulement de sang, et cependant un suintement constant peut avoir lieu par l'orifice radiculaire. Ces cas réclament du *temps* et plusieurs plombages provisoires bien faits avant de pouvoir procéder à l'obturation définitive. La méthode la plus sûre à suivre est celle qui permet au tissu canaliculaire de se séparer par voie d'escarification du tissu extérieur ; les parties se cicatrisent naturellement et aucune hémorragie, aucune irritation ne se produit par l'extirpation de la pulpe. C'est surtout dans ces cas qu'il faut tenir compte du tempérament, de l'état physique, etc.

Qu'entendez-vous par pulpe *pulsative ?*

*Réponse.* C'est une pulpe qui est le siège de battements isochrones avec les pulsations artérielles.

A quoi est probablement dû ce phénomène ?

*Réponse.* A l'élargissement de l'orifice radiculaire.

Quel en est le pronostic?

*Réponse.* Peu favorable.

Quels sont les signes qui le distinguent d'une pulpe en voie de mortification ?

*Réponse.* Une douleur prononcée, des paroxysmes prolongés de violentes souffrances, des *battements,* et un besoin *impérieux* de soulagement.

EXOSTOSE DENTAIRE

Quelle est la cause de cette maladie ?

*Réponse.* Une irritation péridentaire légère et continue.

Quel temps demande-t-elle pour se développer ?

*Réponse.* Des mois, ordinairement des années.

Quelle est son apparence ?

*Réponse.* Crayeuse, parfois plus dure et jaunâtre ; ou encore polie et dure.

Quelle en est la forme ?

*Réponse*, 1° Nodulaire ; 2° circonscrite au sommet ; 3° étendue ou diffuse.

A quel âge s'observe-t-elle ?

*Réponse.* On ne la trouve d'ordinaire que chez les *adultes* et les gens *âgés*.

Quelle est la *disposition relative* des dents à l'exostose ?

*Réponse.* Les incisives et les canines en sont atteintes dans 25 pour 100 des cas; les bicuspides et les molaires dans 75 pour 100.

Quelle relation a la carie dentaire avec cette maladie ?

*Réponse.* Elle en est une des causes les plus rares, et alors cette étiologie dépend de trois considérations :

1° *La position.* La carie doit siéger au-dessous du bord libre de la gencive et empiéter sur le cément.

2° *L'étendue.* Il n'est pas nécessaire que de semblables cavités soient très grandes, mais alors il faut qu'elles attaquent plus du tissu du cément que celui de l'ivoire.

3° *Le caractère de la carie.* La variété lente a plus de tendance à produire l'exostose que les formes plus rapides.

Quelle est la division des causes de l'exostose ?

*Réponse.* 1° *Causes mécaniques.* Toute irritation mécanique, puissante et fréquente, ou faible et persistante, est capable de produire l'exostose (exemples : le choc des dents les unes contre les autres, l'action de casser des corps durs, de couper du fil, etc., la *saillie d'obturations* allant irriter par leur contact la membrane alvéolo-dentaire, le *lent dépôt* de tartre, l'*occlusion défectueuse* des mâchoires, etc.).

2° *Causes vitales. Obturations métalliques volumineuses*, spécialement dans les racines pourvues de larges canaux, *carie dentaire*, *abcès alvéolaire*, *racines nécrosées*, etc.

Quel en est le traitement ordinaire ?

*Réponse* L'extraction faite avec soin.

Quel pourrait être un traitement moins radical ?

*Réponse*. La réimplantation, après extraction préliminaire pour enlever l'exostose. Opération très douteuse comme résultat pratique.

Quels sont les symptômes de l'exostose ?

*Réponse*. Sensations désagréables, sourdes, de tiraillemént, siégeant d'ordinaire dans la dent ou la racine affectée, ou au voisinage ; non nécessairement persistante ; jamais très aiguë, s'exagérant, mais d'une manière peu prononcée, sous l'action de la pression et de la percussion.

### DENTS FUSIONNÉES

Quelle est la particularité de ces dents ?

*Réponse*. Chacune a sa *pulpe individuelle et distincte*.

Quelles sont les causes ordinaires d'irritation qui produisent cette condition ?

*Réponse*. Des dents affectées d'exostose peuvent la déterminer par une extension de l'irritation ; la position vicieuse d'une dent voisine, par suite d'une direction anormale dans la croissance, produit quelquefois une irritation suffisante pour souder ses racines avec celles d'autres dents : d'une manière générale, on peut dire que l'irritation du tissu radiculaire amène le fusionnement des dents.

### DENTS SOUDÉES

Quelle est la particularité de ces dents ?

*Réponse*. Elles ont des pulpes *distinctes*, tandis que leurs racines sont réunies *mécaniquement* entre elles par les parois alvéolaires intermédiaires. L'os et le cément ne se réunissent point.

### DENTS GÉMINÉES.

Quelle est la particularité de ces dents ?

*Réponse*. Pratiquement elles n'ont qu'une *seule pulpe*.

Quelle en est l'étiologie ?

*Réponse.* Un état anormal du tissu pulpaire.

Quelle est l'opération qui est contre-indiquée dans la gémination ?

*Réponse.* La séparation.

Quelles sont les dents que l'on trouve le plus souvent géminées ?

*Réponse.* En premier lieu, les centrales et les latérales ; puis les latérales et les canines, et rarement les molaires.

## PÉRIODONTITE

Quelle est la signification de ce mot ?

*Réponse.* C'est l'inflammation du périoste péridentaire.

Quel est le siège de cette maladie ?

*Réponse.* La membrane qui constitue le périoste alvéolo-dentaire.

Quelles sont les trois causes de la périodontite générale ?

*Réponse.* Un trouble fonctionnel, la débilité générale et un excès d'acidité général.

Quel est le traitement que réclament les deux premières causes ?

*Réponse.* Il est du domaine médical.

Quel traitement convient à la troisième cause ?

*Réponse.* De petites doses de substances alcalines, comme le bicarbonate de soude.

Quels sont les cinq degrés de la périodontite ?

*Réponse. Premier degré.* Sensibilité marquée de la dent ; irritation circonscrite ; apparition rapide des symptômes ; résolution rapide ou guérison permanente quand la cause a disparu, inutilité de soutenir la dent pour la trépaner.

2e *degré.* Sensibilité encore plus prononcée ; apparition moins rapide des sympômes ; irritation plus étendue (s'observe chez les sujets de tempérament excellent) ; résolution moins prompte et demandant une médication rationnelle et persistante. La dent a besoin de quelque appui pour être trépanée.

3e *degré.* Se développe chez les sujets nervoso-bilieux ou nervoso-sanguins avec une assez grande rapidité, sensibilité dans toutes les parties de la dent, douleur pulsative prononcée à la pression, excitation fébrile générale, face vultueuse, etc., exige la plus grande douceur et une médication rationnelle et persistante, en même temps que la célérité dans l'application des moyens propres à donner *quelque* soulagement.

4e *degré*. Nécessite l'abandon presque immédiat et souvent immédiat de la médication antiphlogistique et une stimulation propre à déterminer la suppuration. Ce degré peut se reconnaître à l'insuccès du traitement antiphlogistique ordinaire, de la trépanation, etc.

5e *degré*. S'observe chez les sujets de tempérament bilio-nerveux et bilio-lymphatique, très peu de chances de guérison. Les dents des deux mâchoires du côté affecté sont d'une sensibilité excessive; irritation étendue; médication inutile; inflammation violente, mais, n'aboutissant pas à la suppuration; grande réaction générale. L'extraction est le seul remède, et alors il faut insister sur un traitement approprié et persistant pour empêcher les dents adjacentes de se perdre de la même manière.

Quelles sont les dix-sept causes reconnues de la périodontite?

*Réponse*. 1re Un défaut d'occlusion;

2e Une occlusion vicieuse;

3e Les dépôts de tartre;

4e Le relâchement de la dent ou de sa racine;

5e L'induration du tissu dentaire;

6e L'empiètement de la carie sur le cément;

7e L'irritation mécanique;

8e Les manipulations exercées sur les dents;

9e Un excès de substance obturatrice;

10e L'inflammation de la pulpe;

11e L'excision de la pulpe sans atténuation de l'hémorragie;

12e L'irritation externe par l'extraction violente de la pulpe;

13e La putrescence de la pulpe;

14e Une périodontite antérieure;

15e L'action de médicaments locaux;

16e L'action de médicaments généraux;

17e L'action d'un virus.

Quels sont les symptômes de la périodontite?

*Réponse*. La dent atteinte fait sentir sa présence, le sujet éprouve le besoin de la toucher avec les doigts ou de la presser avec la langue ; sensibilité, douleur particulière, aiguë, pulsative; souffrance violente à la percussion non seulement de la dent affectée, mais quelquefois aussi des dents adjacentes.

Quel est le signe de la périodontite?

*Réponse.* L'effacement ou au moins un commencement d'oblitération de la *ligne de santé.*

Qu'est-ce que la ligne de santé ?

*Réponse.* Une ligne de démarcation entre le rose pâle et le rouge foncé du tissu gingival.

Quelle est l'épreuve décisive pour le diagnostic de l'irritation péridentaire ?

*Réponse.* La percussion de la dent et la pression.

Quelle est la seule terminaison de la périodontite ?

*Réponse.* La résolution.

Quelle est la maladie dentaire que produit toute autre terminaison ?

*Réponse.* L'abcès alvéolo-dentaire.

Quelles sont les *trois indications locales* et les *deux générales* dans le traitement de la périodontite.

*Réponse.* Locales : 1° Éloignement des irritants vitaux ou mécaniques; 2° repos absolu des parties; 3° application d'agents toniques, astringents ou stimulants, contre-irritants, sédatifs, etc.

Générales : 1° Régime, repos, exercice; 2° quelque apéritif, comme l'eau d'Hunyadi, les sels d'Epsom, petite dose largement diluée; ajouter une demi-bouteille de nitrate de magnésie, à prendre le matin à jeun.

Quelles sont les deux formes en lesquelles se divise la périodontite?

*Réponse.* 1° La forme asthénique, aiguë, circonscrite ou phlegmoneuse ; 2° la forme asthénique, chronique, diffuse ou érysipélateuse.

Quelles sont les complications qui augmentent la difficulté du traitement de la seconde forme ?

*Réponse.* Les complications résultant du tempérament et de l'état général.

Quelles sont les deux formes de traitement général de la périodontite ?

*Réponse.* Il y a le traitement prophylactique ou préventif, et le traitement curatif.

Comment divise-t-on la forme chronique de la périodontite?

*Réponse.* En bénigne et maligne.

Comment diagnostique-t-on la cause locale ou générale de la périodontite?

*Réponse.* Quand la cause est locale, l'inflammation s'arrête, en règle générale, à la ligne médiane. Si ce point est dépassé, l'inflammation est purement constitutionnelle ou compliquée d'une cause locale.

Quelles sont les causes générales?

*Réponse.* 1° Le virus syphilitique; 2° le poison mercuriel; 3° le phosphore.

### ABCÈS ALVÉOLAIRE

Donner la définition de l'abcès alvéolaire.

*Réponse.* C'est une cavité contenant du pus, dont le siège initial est dans le tissu spongieux compris entre les tables alvéolaires.

Quelles sont les six causes reconnues de l'abcès alvéolaire?

*Réponse.* 1° La putrescence de la pulpe;
2° Le tartre;
3° La nécrose d'une dent ou d'une racine;
4° La carie osseuse;
5° La nécrose osseuse;
6° Des corps étrangers, tels qu'un fragment d'écaille d'huître, d'os, de charbon, etc., provenant des aliments; des poils de brosse à dents, des fragments de matière obturatrice, des obturations radiculaires saillantes, un morceau de stylet brisé, etc.

Dans quelle condition se trouvent placées les parties par l'éloignement de l'une quelconque des cinq dernières causes?

*Réponse.* Dans une condition qui leur permet de rentrer naturellement à l'état normal.

Dans quelle condition une dent se trouve-t-elle laissée par l'éloignement de l'autre cause?

*Réponse.* Dans une condition telle que, avec un traitement *convenable* (obturations provisoires souvent renouvelées, etc.), on a la chance de la conserver plus ou moins longtemps.

Pourquoi?

*Réponse.* Parce qu'une *maladie antérieure* constitue une *cause prédisposante* à une nouvelle attaque, de sorte qu'il suffit de l'action d'une] *cause excitante* pour que les parties, qui n'ont été rétablies que dans un état *comparativement* normal, soient facilement dérangées et irritées.

En quoi diffère le traitement de l'abcès causé par la putréfaction de la pulpe avec *ou sans* trajet fistuleux?

*Réponse. Quand il y a complication de fistule,* il faut d'abord arriver à la cavité pulpaire, puis l'ouvrir largement pour la rendre facilement accessible ; enlever alors toute la matière putrescente à l'aide de stylets, d'injections antiseptiques, en ayant soin de ne pas faire pénétrer les liquides à travers l'ouverture fistuleuse. Panser les canaux radiculaires avec des médicaments doux et calmants, comme la pâte à l'iodoforme, la morphine et l'essence de girofles, la teinture de souci, l'essence de cajeput, etc., moyens qui permettront à l'abcès et à la fistule de se fermer en un court espace de temps. Après un semblable traitement, on peut obturer la dent immédiatement, si on le désire.

*Sans ouverture fistuleuse.* Le pus n'a pas d'autre issue que l'orifice radiculaire. De semblables dents paraissent allongées, sont sensibles et douloureuses au toucher, il faut donc les soutenir quand on les trépane pour l'évacuation du pus. On exerce de douces pressions sur la gencive jusqu'à ce qu'un peu de sang suive la sortie du pus ; comme il reste nécessairement une certaine portion de tissu dégénéré vers le sommet des racines, il se formera plus tard encore un peu de pus, même chez les meilleurs tempéraments ; la quantité en sera plus grande chez les sujets moins vigoureux. Il s'agira alors de savoir si la trépanation suffira pour amener la guérison naturelle de l'abcès, ou s'il faudra établir une ouverture fistuleuse. Pour décider la question, il n'y a qu'à laisser la dent ouverte pendant deux ou trois jours ; si, au bout de ce temps, l'opération n'a pas eu un effet suffisant, on en sera averti par le retour de la douleur, du gonflement, etc. (surtout si l'ouverture de trépanation s'est fermée) ; en présence de cet état de choses, on aura le choix entre les trois moyens suivants : 1° accélérer la suppuration et la formation d'une fistule par l'occlusion de l'ouverture de trépanation et l'application d'un sachet de poivre; 2° une incision au bistouri ; 3° l'établissement d'un orifice allant au sommet de la racine à travers l'alvéole, c'est-à-dire la formation d'une fistule artificielle. Pour amortir la douleur de l'opération, on pourra faire respirer au sujet un mélange de chloroforme ( 1 partie), et d'alcool (2 ou 3 parties), et l'on se servira d'un foret fort et flexible.

Quels sont les divers médicaments recommandés pour panser l'intérieur des dents qui ont déterminé des abcès par la décomposition de la pulpe?

*Réponse.* On peut les distinguer en médicaments *calmants* ou *antiphlogistiques*, *stimulants* et *antiseptiques*.

La pâte d'acétate de morphine, la glycérine, l'alcool, la teinture de souci, l'essence de cajeput, d'eucalyptus, de girofles, l'iodoforme, etc.

Quels sont les médicaments recommandés pour appliquer sur les gencives dans les cas d'abcès sans fistules?

*Réponse.* L'essence de girofles, la teinture d'aconit, d'arnica, l'eau blanche laudanisée, la teinture d'iode, de capsicum, de gingembre, le chloroforme, le phénol sodique, la teinture de souci. d'hamamelis, etc.

Quels sont les médicaments recommandés pour injecter les trajets fistuleux?

*Réponse.* La teinture de souci, d'arnica, de capsicum, le phésol sodique, le laudanum, l'hamamelis, l'hydrate de chloral, le chlorure de zinc, l'acide sulfurique, l'acide phénique, l'iodoforme, le chlorure de potasse, l'essence de girofles, la glycérine, etc.

Quels sont ceux qu'on emploie en nature et ceux qu'on emploie dilués?

*Réponse.* *En nature* :

| | |
|---|---|
| Le phénol sodique. | La teinture de capsicum. |
| L'essence de girofle. | L'hamamelis. |
| La glycérine. | Le laudanum. |

La teinture de souci.

*Dilués* :

| | |
|---|---|
| L'acide phénique. | La teinture de capsicum. |
| La teinture de souci. | — d'arnica. |

| | |
|---|---|
| Le phénol sodique. | L'acide sulfurique. |
| L'iodoforme. | Le chlorure de zinc. |
| L'hydrate de chloral. | Le chlorate de potasse. |

Quelle est la force de chaque dilution?

*Réponse.*

| | | | |
|---|---|---|---|
| L'acide phénique. | 1 partie pour | 25 à 50 | d'eau. |
| La teinture de capsicum. | — | 10, 15 ou 30 | — |
| — de souci. | — | 10, à 20 | — |
| — d'arnica, | — | 5 à 15 | — |
| Le phénol sodique. | — | 10 à 20 | — |
| L'acide sulfurique. | — | 3 à 6 | — |
| Le chlorure de zinc. | — | 5 à 15 | — |
| La glycérine, | — | 3 à 5 | — |
| L'hydrate de chloral. | — | 5 à 10 | — |

Quelles sont les possibilités et les probabilités du retour de l'abcès?

*Réponse.* Il *peut* se reformer à n'importe quelle époque, mais il est probable qu'il ne *reviendra* pas avant une période raisonnable?

De quoi dépendent ces éventualités?

*Réponse.* De l'âge, du sexe, du tempérament, du genre d'occupations, du mode d'existence, de l'état physique, etc.

## APPENDICE

### QUESTIONS VARIÉES

Quels sont les points essentiels qu'exige l'extirpation de la pulpe?

*Réponse.* De larges ouvertures, un accès facile aux cavités et aux canaux pulpaires, une médication calmante et détersive, de douces manœuvres ; enfin il faut savoir que le rétablissement d'un état relativement normal du côté de la racine, nécessite un temps plus ou moins long.

Est-il toujours possible de nettoyer et d'obturer toutes les racines jusqu'à leur extrémité?

*Réponse.* Non. Beaucoup de racines, en raison de leur petit calibre, de leur forme particulière, de leur position, etc. ne sont accessibles que dans une partie limitée de leur étendue.

Quelles sont les six conditions dont il faut tenir compte à propos de l'irritation de la pulpe provoquée par des altérations du voisinage?

*Réponse.* Les calculs salivaires, le tartre, l'ébranlement de la dent, les abcès et l'atrophie, ou la résorption de la gencive, du procès alvéolaire ou des racines.

Quelle conséquence fâcheuse peut amener l'extraction des premières molaires caduques, entre les âges de cinq à sept ans?

*Réponse.* Une lésion mécanique des bicuspides, en voie de développement, car, à cette époque, les racines des molaires de la première dentition ne sont que légèrement résorbées, et embrassent la crypte alvéolaire qui contient la couronne à peu près achevée de la bicuspide.

Quels sont les rares cas d'irritation où la *ligne de santé* reste inaltérée?

*Réponse.* Ceux de pulpes pulsatives, de calcification nodulaire, d'exostose circonscrite au sommet radiculaire et de nécrose limitée.

Comment distingue-t-on l'irritation pulpaire, déterminée par une déperdition de substance dentaire de l'état pathologique où l'ivoire est sensible?

*Réponse.* Quand la pulpe est irritée, le point le plus sensible correspond directement à la portion et aux portions de la pulpe les plus voisines de la surface; tandis que dans l'ivoire sensible, ce point se trouve ordinairement plutôt à la périphérie qu'à la partie centrale de l'abrasion.

Quelle différence présente le caractère de la douleur causée par l'irritation de la pulpe, déterminée par l'usure des dents, et celle que donne l'ivoire sensible?

*Réponse.* La douleur résultant de la sensibilité de l'ivoire ne se localise positivement qu'au toucher, autrement elle provoque un sentiment général de malaise dans les dents, les mâchoires, les joues, l'œil et les parties adjacentes; ces symptômes apparaissent graduellement et continuent pendant de longues périodes de temps, sans que la souffrance se traduise en violents paroxysmes, La douleur provoquée par l'*irritation de la pulpe* est, en général, plus nettement localisée même à la dent affectée; elle se montre d'une manière tout à fait brusque, augmente d'intensité de jour en jour et éclate en paroxysmes d'une grande intensité. Les applications chaudes et froides causent beaucoup de souffrance; les liquides frais apaisent l'irritation déterminée par les aliments chauds, tels que la soupe, le café, le thé, le chocolat, etc.; l'eau *tiède* calme également l'irritation résultant du contact des choses glacées.

Quel est le signe important qui permet de diagnostiquer l'ivoire sensible de la mise à nu presque complète de la pulpe ?

*Réponse.* Après un seul contact, l'ivoire sensible *peut* cesser de donner de la douleur, tandis qu'il est *probable* qu'une pulpe presque mise à nu continuera de faire souffrir après n'importe quel nombre de contacts ?

Quel est *ordinairement* le meilleur moyen de traiter l'irritation de la pulpe provoquée par une déperdition de substance dentaire ?

*Réponse.* C'est de limer la dent antagoniste qui a usé par le frottement celle qui est douloureuse, et de choisir judicieusement trois ou quatre autres organes antagonistes qui ne soient pas trop usés, pour y creuser des cavités superficielles que l'on obturera dans le but de prévenir ou au moins de retarder une nouvelle abrasion.

Quel est l'état qui se rencontre quelquefois et offre de l'analogie avec l'usure dont il vient d'être question, et qui finit par donner lieu aux mêmes symptômes?

*Réponse.* On observe quelquefois sur les bords tranchants, les tubercules et les faces articulaires des dents, des cavités nettes et prononcées?

A quoi est due cette perte de substance?

*Réponse.* Elle ne dépend pas *entièrement* de la mastication, mais peut être considérée comme une phase particulière de la carie dentaire; l'ivoire mis à nu a alors un aspect différent de la surface dure et polie qui résulte de l'usure par attrition; il semble être ramolli, et, par suite, cède plus facilement que l'émail à l'influence désagrégeante de la mastication ; comme conséquence, l'intérieur et les bords de ces cavités présentent une apparence lisse, définie et nette.

Quel est le traitement que réclame cette condition?

*Réponse.* Le même que l'usure déterminée par les efforts masticatoires.

Quelles sont les causes de la fracture des dents?

*Réponse.* On en distingue quatre,

Nommez-les.

*Réponse.* 1° La rencontre des dents, pendant la mastication, avec quelque corps dur, comme un fragment d'os, de charbon, de coquille de noix, d'écailles d'huitre, un grain de plomb, une obturation métallique relâchée et détachée par la pression des aliments, etc.; 2° quand la carie a fait de grands ravages, les minces parois d'émail qui subsistent sont facilement brisées par la pression d'aliments même ordinaires; 3° les fractures résultant de coups ou de chutes; 4° les fractures par suite de congestion de la pulpe; elles sont très rares. Quand elles se produisent, il y a ordinairement dans la dent un sentiment de plénitude, qui arrive bientôt à une sensation d'engourdissement et de malaise croissante,

Donner quelques points importants à l'égard du rétablissement de l'état normal dans les tissus malades.

*Réponse.* 1° Le retour à l'état normal est d'autant plus difficile que l'étendue et la gravité de la maladie sont plus considérables, quel que soit le tissu atteint.

2° Une *irritation légère* permet d'ordinaire le rétablissement d'un état normal relatif, mais une *irritation prononcée* rend cette terminaison moins probable.

3° Une *inflammation légère* permet quelquefois le retour d'un état normal apparent, mais beaucoup plus souvent elle laisse des indices manifestes de ce qu'on appelle *faiblesse* de la partie par suite de l'irritation, sinon de la récidive d'une inflammation positive, quoique peu intense.

4° Une *inflammation intense* peut être considérée, pratiquement, comme une déviation assez grande pour s'opposer au rétablissement de l'état absolument physiologique de tout organe ou tissu ainsi affecté.

Quelle est, pour la *nouvelle école*, la signification du mot perfection en matière d'aurification?

*Réponse.* La perfection, c'est la *conservation* et non l'*obtura-*

*tion* d'une dent ; c'est d'éviter la souffrance, non d'en infliger ; c'est la condensation faite avec *douceur*, mais d'une manière *complète*, non la *conformité forcée* ; c'est l'*harmonie*, non le conflit doré ; c'est la résistance proportionnée à la demande ; c'est la *parfaite adaptation* aux exigences du cas ; c'est de viser moins à l'*élégance du fini* qu'à rendre la dent utile.

Dans quelles conditions l'*extirpation violente de la pulpe* peut-elle facilement produire de l'*irritation intérieure ?*

*Réponse*. C'est quand on extirpe des pulpes *récemment dévitalisées*, particulièrement chez des sujets sanguo-lymphatiques, névro-lymphatiques ou bilio-lymphatiques.

Est-il à propos d'introduire des médicaments dans les dents (qui ont eu une irritation péridentaire par suite de la putrescence de la pulpe) immédiatement après qu'on a foré des évents pour apaiser la souffrance ? Pourquoi ?

*Réponse*. Ces pansements sont alors nuisibles parce qu'ils pourraient augmenter l'irritation, soit en s'infiltrant dans des tissus déjà irrités, soit en obstruant mécaniquement la seule porte de sortie des produits épanchés (par l'épaississement du contenu des cavités pulpaires). *Il faut surtout éviter d'introduire des médicaments sur des tampons d'ouate ou autres corps analogues.*

Quel est le *symptôme* qui permet de distinguer sûrement l'état pathologique complexe de la *périodontite de l'inflammation de la pulpe ?*

*Réponse*. La douleur est caractéristique, elle est pulsative et s'exagère à la pression ; de plus, elle subit des alternatives marquées d'exacerbation et de diminution ; à quoi on peut ajouter le sentiment d'allongement de la dent.

La souffrance paroxysmique ou l'exacerbation est-elle pathognomonique de la vraie périodontite ?

*Réponse*. Ordinairement non ; mais ce symptôme annonce que la pulpe est en voie de mortification par suite de l'irritation péridentaire, surtout quand, dans l'intervalle des paroxysmes, l'organe est sensible à l'action des liquides chauds ou froids (cela ne s'applique qu'aux dents à racine unique).

Qu'est-ce qui détermine la forme aiguë ou chronique de la périodontite ?

*Réponse.* Le tempérament et l'état physique. La forme aiguë s'observe chez les sujets de tempéraments supérieurs (depuis le premier jusqu'au troisième degré), à la condition que l'économie ne soit pas déprimée.

Les tempéraments inférieurs (comme le bilio-lymphatique) ont la forme chronique.

Quelle est la différence entre les deux formes?

*Réponse.* La durée. La forme aiguë dure de un à trois ou cinq jours; quand l'inflammation se prolonge davantage on la dit chronique.

Quelle est la ligne de démarcation entre la périodontite et l'abcès alvéolaire?

*Réponse.* Dès qu'il se forme la plus petite quantité de pus, la périodontite cesse et l'abcès commence,

Quels sont les médicaments recommandés pour arrêter l'hémorragie?

*Réponse.* La teinture d'Erigeron canadense chez les sujets de type bilieux, cheveux bruns, yeux bruns, etc. Chez ceux qui ont les cheveux blonds, la peau blanche, etc., on emploie la teinture de Chenopodium album. Ces deux agents sont styptiques et hémostatiques.

Dose : de trois à cinq gouttes toutes les demi-heures, ou une goutte chaque une ou deux minutes jusqu'à effet produit.

Quand se sert-on de l'*iode dentaire* dans une dent?

*Réponse.* Pour le traitement des fongosités de la gencive ou de la pulpe et comme agent calmant et caustique dans les dents des enfants.

Quel est le traitement de l'*induration* du tissu dentaire?

*Réponse.* Il n'y a pas de traitement local efficace. Le seul *espoir* est dans un traitement général.

Quelle est la cause et quels sont les effets de l'induration?

*Réponse.* Sa cause est probablement constitutionnelle; ses effets sont une calcification intense du cément avec tendance à l'exfoliation de la dent.

Quels sont les trois points où peut porter l'excès de la substance obturatrice?

*Réponse.* 1° Sur la surface triturante, la pression s'exerçant tout entière sur une dent;

2° Sur n'importe quelle face d'une dent, où la cavité empiète sur le cément;

3° Au delà de l'orifice radiculaire.

Quand est-ce que cet excès est incurable ?

*Réponse.* Quand la substance a dépassé l'orifice radiculaire, spécialement lorsque le canal a été solidement obturé avec de l'or, du coton chargé d'oxychlorure, de la gutta-percha, etc.

Quelle est la première indication que présente la périodontite résultant de la putréfaction de la pulpe ?

*Réponse.* Il faut avant tout forer un évent ou favoriser d'une manière ou d'une autre la sortie des gaz méphitiques.

Quels sont les trois points à considérer dans cette opération ?

*Réponse.* 1° Il faut chercher à faire l'évent avec le minimum de souffrance;

2° En lésant le moins possible l'organe perforé;

3° En perforant dans une direction qui permette d'obtenir les meilleurs résultats.

Quels sont les points d'élection pour faire les évents.

*Réponse.* Le collet, sur la face bucco-latérale externe, pour toutes les dents à partir des incisives jusqu'à la seconde bicuspide.

Sur la face buccale pour les secondes bicuspides.

Sur la face bucco-latérale interne pour les molaires.

Depuis combien de temps le forage des *évents* est-il entré dans la pratique ?

*Réponse.* Depuis quarante ans environ.

Quel est le résultat de cette opération?

*Réponse.* Non seulement elle ouvre une porte de sortie aux gaz méphitiques, mais elle permet encore à la membrane péricémentaire de se débarrasser des produits exsudés.

Dans quels cas éprouve-t-on de la difficulté à obtenir la mortification de la pulpe?

*Réponse.* Chez les personnes de tempéraments inférieurs (surtout par le temps chaud), l'économie est tellement déprimée qu'elle n'a pas une force suffisante pour déterminer un afflux de sang capable de détruire la pulpe, même avec le secours de l'arsenic. Il faut alors soigner l'état général jusqu'à ce que l'économie soit amenée à la condition voulue pour répondre à l'action arsénicale.

Quel est le sens des mots signes et symptômes?

*Réponse.* Les signes sont les phénomènes qui relèvent de l'*observation médicale*, les symptômes sont les phénomènes *éprouvés* par le malade et qu'ils doivent exprimer.

## ARSENIC

Quel est le temps nécessaire à l'action arsenicale pour détruire la pulpe?

*Réponse.* Il n'existe pas de relation entre le *temps* et l'*action* de l'arsenic; la durée requise dépend entièrement du tempérament et de l'état physique.

Pourquoi n'est-il pas convenable d'appliquer l'arsenic sur une pulpe enflammée?

*Réponse.* Parce que, en raison de la plénitude et de la distension des vaisseaux sanguins et du ralentissement de la circulation, il est impossible de déterminer sur l'organe une impression dynamique et vitale.

Quel est l'effet de l'arsenic appliqué à la surface d'une pulpe partiellement mortifiée?

*Réponse.* Cet agent n'exerce aucun effet quelconque.

Quel est l'effet produit par l'arsenic sur une pulpe mortifiée?

*Réponse.* Il est nul.

Les applications arsenicales empêchent-elles la décomposition de la pulpe?

*Réponse.* Non.

Pourquoi l'arsenic (enfermé dans la cavité pulpaire) ne peut-il traverser la dentine et affecter le cément, alors qu'il va affecter la pulpe à travers la dentine, quand on l'applique sur une dent?

*Réponse.* Parce que la dentine, ayant perdu sa vitalité, offre un obstacle efficace à son passage.

Au bout de combien de temps l'application de l'arsenic peut-il déterminer la formation d'un abcès alvéolaire?

*Réponse.* Cela dépend entièrement du tempérament, de l'état physique, etc. Ce temps varie généralement de un mois à un an ou deux.

## OXYCHLORURE DE ZINC

L'oxychlorure de zinc a-t-il la propriété de momifier les pulpes dont il a pu provoquer la mortification ?

*Réponse.* Il ne possède pas cette propriété.

L'oxychlorure s'emploie-t-il comme matière d'obturation permanente ?

*Réponse.* Non, sauf dans des cas exceptionnels.

Pourquoi ?

*Réponse.* Pour deux raisons : 1° il ne résiste pas à l'action de la mastication ; 2° il se désagrège ou se dissout à la partie cervicale de l'obturation.

Quel est son usage spécial ?

*Réponse.* On s'en sert pour revêtir les cavités qui ont des parois minces et fragiles.

## MÉDICAMENTS

*Alcool absolu.* S'emploie pour débarrasser les canaux des matières putrescentes et comme premier pansement ; pour nettoyer les cavités et pour les déssécher avant l'introduction de la substance obturatrice. Il a une action adoucissante et désinfectante.

*Glycérine.* Sert à déterger les canaux, soit avant, soit après l'emploi de l'alcool. Généralement il est plus facile de traiter les canaux des dents supérieures avec la glycérine, parce que la ténuité de l'alcool rend son application difficile. La glycérine est un antiseptique et un dissolvant énergique au même degré que l'acide phénique ou la créosote. Comme véhicule d'autres médicaments, sa puissance dissolvante le rend très précieux pour les dentistes. Peut s'employer pour dessécher la dentine, etc. La glycérine est antiseptique, détersive, etc.

*Essence de girofles.* Agent stimulant, désinfectant, adoucissant, calmant, etc. S'emploie pour panser les canaux après leur nettoyage, pour la dentine sensible, pour l'irritation de la pulpe, etc. Est très utile dans la séparation des dents, parce qu'il prévient la sensibilité gingivale ; sert aussi comme topique pour les fongosités de la gencive. Entre dans la composition de la pâte d'acétate de morphine et dans la pommade à l'essence de girofles.

*Naboli Nos 1 et 2*. Excellent succédané de l'essence de girofles ; très bon calmant, qui ne brûle pas la bouche et convient par conséquent aux enfants qui ne peuvent supporter l'essence de girofles. Cet agent soutire l'eau de la dentine.

*Acide phénique huileux*. C'est sous la forme de créosote que nous lui donnons la préférence ; la meilleure est celle de Merck. Son action varie depuis celle d'un léger désinfectant à celle d'un escharotique puissant. S'emploie en applications dans les cavités pour prévenir la douleur de la séparation des dents : On commence par placer entre les dents une boulette d'ouate humectée d'essence de girofles que l'on recouvre d'une goutte de sandaraque. Puis, après deux ou trois préparations, on met dans la cavité une très petite quantité d'acide phénique, qui émoussera assez la sensibilité pour permettre l'introduction de coins plus volumineux. Nous arrivons ici au premier des agents qui *peuvent* être dangereux pour la pulpe.

*Acétate de morphine*. Utile pour calmer les douleurs de la pulpe, la sensibilité de la dentine, etc.; c'est aussi un excellent médicament (sous forme de pâte) pour panser les canaux, dans lesquels il peut rester pendant un jour, une semaine ou davantage, sous l'abri d'une obturation temporaire. Il entre dans la composition de la pâte arsénicale :

1. ℞ Acide arsénieux. . . . . . . . . . 5 grammes.
Acétate de morphine . . . . . . . 10 —
Acide phénique huileux, q. s.

2. ℞ Acide arsénieux. . . . . . . . . . 5 grammes.
Acide tannique. . . . . . . . . . 2 —
Acétate de morphine. . . . . . . . 10 —

On prend un peu de cette poudre sur une boulette d'ouate humectée.

3. ℞ Acide arsénieux. . . . . . . . . . 5 grammes.
Acétate de morphine . . . . . . . . 10 —
Essence de girofles, q. s.

4. ℞ Acide arsénieux. . . . . . . . . . . 5 grammes.
Acétate de morphine. . . . . . . . . 10 —
Teinture d'aconit, q. s.

*Fibre dévitalisante :*

℞ Coton absorbant (finement coupé).
Acide arsénieux. . . . . . . . . . . 5 grammes.
Acide tannique . . . . . . . . . . . 2 —
Acétate de morphine. . . . . . . . 10 —
Acide phénique huileux, q. s. pour une pâte ténue.

Tremper les fibres de coton dans le mélange et les mettre à sécher. Cette ouate sert pour les cas où l'on ne peut employer la pâte arsénicale ordinaire.

*Naboli n° 3.* Détermine souvent une souffrance considérable quand on l'applique à une dent. C'est cependant un calmant d'une notable puissance. Il agit comme dessiccateur de la dentine ; il absorbe l'eau plus violemment que les n°s 1 et 2 ; est intermédiaire entre l'acide phénique huileux et le carbonate de potassium ou le chlorure de calcium. Sa formule, d'après le brevet n° 232,807, est la suivante :

℞ Glycérine . . . . . . . . . . . . . . . 30 grammes.
Acide tannique. . . . . . . . . . . . 8 —
Chloral. . . . . . . . . . . . . . . . . 0 gr. 20.
Mêlez parfaitement.

*Carbonate de potassium.* Verser dans un mortier propre :

℞ Glycérine. . . . . . . . . . . . . . . 4 grammes.
Carbonate de potassium. . . . . . 0 gr. 75.

On commence par triturer le carbonate de potassium, puis on ajoute la glycérine et l'on continue la trituration. Après un repos de deux ou trois jours, tout le carbonate est dissous et il reste un liquide limpide. Cette préparation est excellente pour l'ivoire sensible ; on peut l'appliquer sous les gencives, autour du collet des dents, etc. Elle n'est pas désagréable comme le chlorure de zinc.

Avant d'employer des médicaments plus énergiques pour la sensibilité des dents, il est bon, si la cavité s'étend au voisinage de la pulpe, de protéger celle-ci par un plombage provisoire.

*Chlorure de zinc.* Cet agent provoque quelquefois une grande douleur, mais qui est *supportable* dans la pulpart des cas. On le laisse tomber en déliquescence et on le met en flacon ; il constitue l'un des calmants les plus énergiques. Il vaut toujours mieux se servir, autant que possible, d'autres applications calmantes plus douces ; cependant le chlorure de zinc est *très utile* en son lieu et quand il est *indiqué.* Pour achever la dévitalisation des nerfs jusqu'à l'extrémité des canaux, après l'échec de la pâte à l'acétate de morphine, de la teinture dentaire d'aconit, etc., on remplit les canaux de chlorure de zinc et on obtient bientôt une action complète. Quand on a des dépôts volumineux de tartre à enlever, on emploie le chlorure pour calmer la sensibilité des parties.

Le chlorure de zinc est un médicament polychreste ; à la dose de quelques gouttes dans un verre d'eau, il constitue un collutoire adoucissant, etc. ; non dilué, il peut devenir un puissant escharrotique.

*Pâte à l'acide arsénieux et fibre dévitalisante pour détruire la pulpe* (*Voir l'article* Acétate *de morphine*).

*Teinture dentaire d'aconit.* L'un des meilleurs antiphlogistiques et excellent calmant pour les usages dentaires. Si une gencive est douloureuse à la suite d'une extraction dentaire, servez-vous de l'aconit ; si une pulpe est irritée, servez-vous de l'aconit. Au début même d'une périostite, servez-vous de la teinture dentaire d'aconit, séchez la gencive et badigeonnez les parties avec l'aconit. Dans les canaux radiculaires, si la destruction de la pulpe est douloureuse, servez-vous de l'aconit, etc., etc.

On la prépare, en mettant 30 grammes de *teinture de racine d'aconit* dans un flacon à large ouverture et laissant évaporer un quart du liquide. La dose est d'une goutte pour l'usage interne.

*Chloroforme.* Sert à produire une anesthésie partielle quand on a affaire à de l'ivoire sensible.

| | |
|---|---|
| ℞ Chloroforme. . . . . . . . . . . . . . . | 1 partie. |
| Alcool absolu. . . . . . . . . . . . . . | 3 à 4 parties. |

Le malade doit tenir un flacon de ce mélange sous le nez pour le respirer doucement. Quand il est sous son influence, il laisse facilement excaver presque n'importe qu'elle dent sensible.

*Pâte à l'iodoforme.*

| | |
|---|---|
| ℞ Iodoforme. . . . . . . . . . . . . . | 1 gr. 50. |
| Acide tannique. . . . . . . . . . . | 0 gr. 15. |
| Glycérine . . . . . . . . . . . . . | 1 gr. à 1 gr. 50. |

C'est un composé très utile dans les cas de suppuration prolongée, il est antiseptique, calmant, etc.

L'acide tannique enlève l'odeur désagréable de l'iodoforme. Excellent pansement pour les canaux radiculaires.

*Essences de cajeput et d'eucalyptus.* Agents antiseptiques et propres à arrêter la suppuration ; s'emploient dans les cas chroniques, les fistules osseuses, etc. — Pouvant servir alternativement ; quand l'essence de cajeput semble contre-indiquée, essayer celle d'eucalyptus et *vice versâ.*

*Extrait fluide de Piscidia* (ou cornouiller de la Jamaïque). Sert dans les cas de dévitalisation difficile : on en remplit les canaux que l'on obture légèrement; et on laisse à demeure pendant quelques jours.

*Hydrate de chloral* (solution concentrée).

| | |
|---|---|
| ℞ Hydrate de chloral. . . . . . . . . . | 16 grammes. |
| Eeau de fontaine. . . . . . . . . . . | 4 — |

Excellent calmant pour les cas de périostite rebelle où les autres médicaments échouent ; s'introduit dans les canaux et s'applique sur la gencive.

Très bon également pour apaiser la sensibilité de l'ivoire et l'irritation pulpaire ; s'emploie dans des cas idiosyncrasiques.

Toutes les applications précédentes se placent, comme règle générale, à *l'intérieur* des dents.

*Arnica et laudanum*, par parties égales. Excellent mélange qui s'emploie à l'extérieur et à l'intérieur de la bouche pour combattre les symptômes : tuméfaction, douleur, etc., résultant de la périostite, après les extractions dentaires, etc.

*Teinture de capsicum.* S'emploie pour stimuler les gencives. On peut le mélanger avec le composé précédent (arnica et laudanum) en mettant le capsicum *juste à la dose que peut supporter le malade* et augmentant jusqu'à ce qu'il puisse endurer le capsicum pur.

Le capsicum est un irritant vital, il ne fait pas de vésication, mais stimule ; on en badigeonne la gencive avec des boulettes de coton. Dilué, il constitue un excellent liquide stimulant pour injection dans les abcès torpides et chroniques, etc.

*Sacs de piment.* Se remplissent de parties égales de poivre et de gingembre pulvérisés ; l'une des faces des sacs est en tissu fin de caoutchouc et se place toujours en contact avec la joue ; l'autre est en mousseline et s'applique sur la gencive. L'usage de ces sacs répond à deux indications principales :

1° Quand on veut obtenir la *résolution* par une stimulation persistante, douce et suffisante ;

2° Pour produire la *suppuration* par une stimulation persistante et assez énergique.

On réussit ordinairement à combattre, par l'application convenable et judicieuse de ce moyen, des conditions multiples de la périostite alvéolo-dentaire à ses diverses phases, depuis l'état de sensibilité qui résulte souvent de l'introduction d'une aurification jusqu'à l'inflammation active qui constitue le quatrième degré de la périodontite.

L'ouverture fistuleuse qui se produit si facilement sous l'action d'un sac de piment guérit en général parfaitement sans l'emploi d'aucun médicament, excepté peut-être l'extrait d'hamamelis de Pond où la teinture de souci.

Ces sacs de piment ont d'ailleurs l'avantage d'être d'un usage facile ; les sujets peuvent les appliquer eux-mêmes sur la gencive à la moindre sensation douloureuse des dents.

L'oléo-résine de capsicine reste pendant des semaines dans le piment à cause de sa faible solubilité dans l'eau ; le même sac peut donc servir pendant des semaines.

*Teinture d'iode.* — (Le Prop. Flagg affirme qu'il ne rencontre par la nécessité de son emploi plus d'une demi-douzaine de fois par an.)

℞. Iode. . . . . . . . . . . . . . . . . 12 à 15 grammes.
Alcool . . . . . . . . . . . . . . 30 grammes.

Laisser macérer quelques jours en agitant fréquemment.

Lorsqu'après avoir coiffé une pulpe, il survient de légers accidents, il suffit de moucheter la gencive avec cette teinture pour produire une révulsion capable de soulager la souffrance, etc. ; ce médicament sert aussi à réprimer les fongosités de la gencive et de la pulpe, etc., à mortifier celle-ci chez les enfants, etc.

*Médicaments pour faire des injections à l'extérieur des dents* chez les sujets présentant des attributs asthéniques, avec des abcès en rapport avec des trajets fistuleux, un pus ténu, aqueux, etc. — Seringuer d'abord de l'eau, puis la teinture d'hamamelis, et si, au bout d'un jour ou deux, la suppuration conserve son mauvais aspect, faites des injections de teinture de souci qui est cicatrisante, etc.

Ne pas oublier que la cicatrice est d'autant plus défectueuse que les agents qu'on a besoin d'employer sont plus énergiques.

℞. *1 partie d'acide sulfurique pour 3 parties d'eau.*

Cette simple dilution est aussi bonne que l'acide sulfurique aromatique. On peut s'en servir avec du coton absorbant. Son emploi est indiqué quand la teinture de souci est insuffisante.

## HÉMOSTATIQUES STYPTIQUES.

Teinture de chenopodium album (non officinale), pour les sujets à cheveux blonds.

Teinture d'erigeron canadensis ( officinale), pour les sujets à cheveux noirs.

Dose : 4 à 5 gouttes dans un verre d'eau.

*Acide nitrique à 41°.* L'acide nitrique sert à cautériser les ulcères chancreux, à amortir la douleur de l'ivoire sensible et s'emploie pour les piles électriques.

Les ulcères chancreux se comportent différemment, suivant

leur situation dans la bouche ; sous la langue et sur les gencives, ils sont très douloureux, etc.

Pour les traiter, on prend un bâtonnet, on sèche la surface de l'ulcération en retournant la lèvre, appliquant la serviette, etc. ; puis, après y avoir appliqué une boulette d'ouate imbibée d'essence de girofles, on touche la partie malade avec l'acide nitrique et aussitôt on fait une seconde application d'essence de girofles, qui calme la douleur. D'ordinaire ces ulcérations n'exigent pas plus de deux ou trois cautérisations pour guérir.

*Potasse caustique.* Se livre en bâtonnets ; sert pour l'ivoire sensible quand le carbonate de potassium a échoué.

## POMMADES

*Cérat simple.* Doit se conserver dans les vases de porcelaine. Sert à faire les pommades, à oindre les bouchons de verre, etc.

*Pommade au précipité rouge.* — Ce médicament rend de grands services aux dentistes.

| | | |
|---|---|---|
| ℞ Oxyde rouge de mercure. . . . . . . | 3 | grammes. |
| Cire jaune. . . . . . . . . . . . . . . . | 8 | — |
| Huile d'amandes douces. . . . . . . . | 24 | — |

Le mode de préparation ci-dessus empêche la pommade de s'altérer.

A la pommade ordinaire, ajouter une ou deux gouttes de liqueur de potasse pour la conserver.

Sert pour traiter les crevasses des coins de la bouche, des lèvres, etc.

*Application* : On en prend un peu sur le bout du petit doigt et on en frotte doucement, mais avec fermeté, les parties malades ; le soulagement est presque instantané et les lèvres reprennent leur souplesse.

Il existe souvent une fissure profonde au centre de la lèvre ; la pommade l'améliore rapidement. A l'aide d'une spatule, on en dépose une petite quantité sur la crevasse ; le malade revient au bout d'un jour ou deux ; la fissure s'est rouverte, on la panse de nouveau et, en quelques jours, tout est terminé. C'est le remède universel pour les lèvres ; il se conserve bien.

*Pommade d'aconitine.* Pour application à l'extérieur de la bouche.

| | |
|---|---|
| ℞ Aconitine. . . . . . . . . . . | 5 à 10 centigrammes. |
| Cérat simple. . . . . . . . . . | 4 grammes. |

Ce médicament ayant de nombreuses applications, il vaut mieux en préparer au moins 8 à 12 grammes à la fois.

Pour cela, on se sert d'une mince spatule et d'une plaque lisse. On y dépose l'aconitine, et l'on ajoute une ou deux gouttes d'alcool absolu en ayant soin de bien malaxer pendant quelque temps ; il en résulte une crème jaune rougeâtre, alors on ajoute le cérat par petite quantité à la fois ; si la masse est trop épaisse, on reprend encore une ou deux gouttes d'acool, puis on mêle parfaitement pendant une demi-heure ; enfin on observe un changement particulier, la masse devient de plus en plus visqueuse, jusqu'à ce qu'elle fasse entendre un bruit spécial et prenne l'aspect du blanc de plomb ; la pommade est alors terminée.

*Usages.* Excellente pour la rigidité des mâchoires de quelque cause qu'elle soit. On en frotte un peu sur les parties affectées, et bientôt la mâchoire se relâche, etc.

Chez les sujets anémiques, dans les opérations prolongées, on en fait une large application sur la branche de la mâchoire pour faciliter l'ouverture de la bouche ; ou on peut encore s'en servir, dans le même but, pour l'examen de la cavité buccale.

Dans les névralgies, on en frictionne la face, de même dans les cas de tuméfaction inflammatoire, etc., cette pommade est un *bon calmant.*

Dans la sciatique, elle procure un soulagement merveilleux en ayant soin d'en frotter tout le membre, depuis la cuisse jusqu'au cou-de-pied.

Dans les entorses, le rhumatisme, l'enrouement avec difficulté de la déglutition, douleur de la gorge, etc., son application donne d'excellents résultats. C'est un médicament dont l'usage réclame beaucoup de soins.

*Pommade de vératrine.* Convient pour alterner avec la précédente. C'est un stimulant énergique.

℞ Vératrine. . . . . . . . . . . . . . . . 1 gramme.
Cérat simple. . . . . . . . . . . . . . . 4 —

Sert dans le cas de névralgie, par exemple, quand l'aconitine n'a pas réussi. On en emploie, en frictions, environ le quart du volume d'un pois. Son action est très active, et donne une sensation de fourmillements, de brûlure, comme la piqûre d'une aiguille ; il faut la manier doucement. On peut encore y recourir pour augmenter l'action de l'aconitine (poison violent).

*Pommade à l'iodure de potassium.*

℞ Iodure de potassium. . . . . . . . . 1 gramme.
Cérat simple . . . . . . . . . . . . . . 10 —

Pour que le composé se conserve bien, ajouter 2 à 3 gouttes de liqueur de potasse. Si la pommade cristallise, il faut la triturer avec une spatule. Médicament fondant qui sert à résoudre les indurations, etc.

## STIMULANTS

*Eau de Cologue.* Sert comme parfum pour aromatiser les collutoires, etc. ; aux personnes qui n'aiment pas son odeur, on peut leur offrir l'esprit de camphre.

*Sels à respirer.* Pulvériser ensemble dans un mortier du chlorhydrate d'ammoniaque et du bicarbonate de sodue, puis ajouter quelques gouttes d'essence de girofles, et conserver dans un flacon bien bouché (fermant à l'émeri de préférence) : aussitôt qu'on ouvre la bouteille, le sel agit sur la pituitaire. Oindre le bouchon de cérat simple.

*Assa fœtida.* Se donne sous forme de pilules de 0 gr. 10 (enveloppées de sucre) aux personnes nerveuses, qui, après une nuit d'insomnie, sont de mauvaise humeur, faibles, irritables, etc. On en administre une à midi ; une autre le soir, au moment du coucher ; une troisième, le lendemain matin.

*Bi-méconate de morphine*. Pour alterner avec l'opium ; cette préparation pour être bonne doit conserver sa limpidité. Elle ne constipe pas, favorise le sommeil par le calme et l'apaisement qu'elle procure. La force de la solution doit être celle du laudanum. . . . . . . . .

*Dose*. Depuis la moitié jusqu'aux trois quarts d'une cuillère à thé.

---

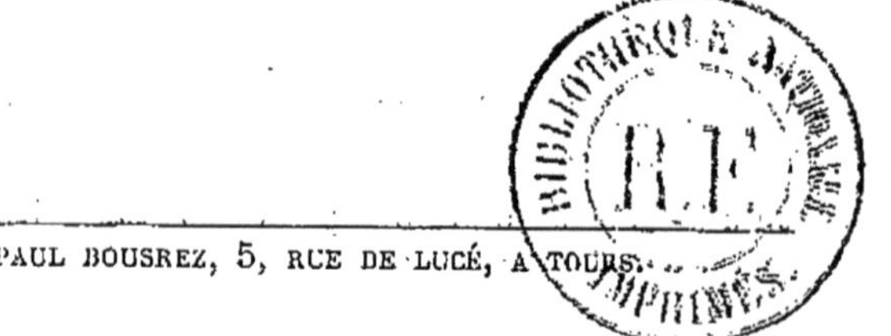

IMPRIMERIE PAUL BOUSREZ, 5, RUE DE LUCÉ, A TOURS.

**En vente chez G. ASH et Fils, 22, rue du 4 Septembre, Paris.**

# BIBLIOTHÈQUE DU MÉDECIN

## ET DU CHIRURGIEN DENTISTE

### 1. PUBLICATIONS PÉRIODIQUES.

| | fr. | c. |
|---|---|---|
| *Le Progrès dentaire.* — Journal spécial de chirurgie et de prothèse dentaires, etc. Publié mensuellement. Paris. Par an, affranchissement compris (à Paris, 10 francs seulement). . . . . . . | 12 | » |
| *Gazette odontologique.* — Par an (à Paris, 10 francs), province et étranger . . . . . . . . . . . . . . . . . . . . . . . . | 12 | » |
| *L'art dentaire.* — Revue mensuelle de la chirurgie et de la prothèse dentaires, rédigée et fondée par A. Préterre. Paris. L'abonnement par an. . . . . . . . . . . . . . . . . . . . . . . . | 8 | » |
| *Correspondenzblatt für Zahnarzte.* — Ein vierteljahrlicher Bericht überdie neuesten Erfahrungen und Erfindungen der Zahnheilkunde und Zahntechnik. Der Jahrgang besteht aus 4 Heften. Berlin. Preiss des Jahrganges . . . . . . . . . . . . . . | 6 | 50 |
| *Giornale di Corrispondenza pei dentisti.* — Resoconto trimestrale sui recenti esperimenti e scoperte de l'Odontotecnoiatria. Organo ufficiale della Societa Odontologica Italiana. Redatto dal Cav. Dott. Alberto Couillaux. Milano. Prezzo, un anno. . . . . . . | 11 | » |
| *The British Journal of Dental Science.* — Published 1st et 15th each month. London . . . . . . . . . . . . . . . . . . . . . . . . | 18 | » |
| *The Dental Record.* — Per annum. . . . . . . . . . . . . . . . | 9 | » |
| *The Monthly Review of Dental Surgery.* — Published monthly. London . . . . . . . . . . . . . . . . . . . . . . . . | 9 | » |
| *The Dental Register.* — Published monthly; edited by J. Taft, D. D. S Cincinnati . . . . . . . . . . . . . . . . . . . . . . | 15 | » |
| *The Dental Cosmos.* — A monthly Record of Dental Science, edited by James W. White, M. D., D.D.S. Philadelphia . . . . . . | 15 | » |
| *L'Odontologie.* — Publication mensuelle; par an. . . . . . . . . . | 12 | » |
| *Revue odontologique.* — Publication mensuelle; par an. . . . . . . | 12 | » |
| *The Journal of the British Dental Association.* — Monthly Review of Dental Surgery; per annum . . . . . . . . . . . . . . . . | 9 | » |

### 2. OUVRAGES SPÉCIAUX.

| | fr. | c. |
|---|---|---|
| ANDRIEU (E.). *Traité complet de stomatologie*, 1re partie. Paris, 1868, 1 vol. in-8. . . . . . . . . . . . . . . . . . . . . . . . | 5 | » |
| BRASSEUR (E.). *Études de chirurgie dentaire.* — Applications du polyscope et de la galvano-caustie aux affections de l'appareil dentaire et à la chirurgie générale. Paris, 1879, in-8, avec 40 figures . | 5 | » |

Bygrave. Quelques considérations sur l'extraction des dents . . . 1 »

Cartier (E.). *Étude sur les résections du maxillaire supérieur.* Paris, 1880, gr. in-8, 63 pages, avec 1 pl. et 2 photographies . . . . 3 »

Cruêt. *Des caries dentaires compliquées*, considérées principalement au point de vue de leur traitement. Paris, 1879, in-8, 124 p. . 3 «

Dop (G.). *Des injections sous-muqueuses dans l'odontalgie aiguë.* Toulouse, 1872, in-8 de 11 pages . . . . . . . . . . . . . . » 75

— *Des abcès du sinus maxillaire provoqués par la carie dentaire.* Toulouse, 1875, in-8 de 20 pages. . . . . . . . . . . . . . . 1 »

— *De la résorption prématurée alvéolaire, son traitement.* Toulouse, 1875, in-8 de 15 pages. . . . . . . . . . . . . . . . . . 1 »

— *Observations de réimplantation de dents cariées.* Toulouse, 1876, in-8 de 20 pages . . . . . . . . . . . . . . . . . . . . . 1 »

— *De la valeur comparative de l'anesthésie générale et de l'anesthésie locale dans les opérations de chirurgie dentaire.* Toulouse, 1878. » 75

— *Mort de la pulpe dentaire provoquée par des violences extérieures.* Toulouse, 1879 . . . . . . . . . . . . . . . . . . . . . . » 75

Ferrier (Dr) *Des névralgies réflexes d'origine dentaire* . . . . . . 2 50

Goldenstein. *Traité sur les déviations des dents et leur redressement.* 2e édition. Paris, 1872, in-8, 80 pages,. . . . . . . . . . . . 2 »

— *Un fait de destruction d'une partie de la face; quatre faits de division de la voûte palatine.* Paris, 1874, grand in-8, 20 pages, fig.

— *Un fait de destruction d'une partie de la face.* . . . . . . . . 1 50

— *Arrêt de développement de la mâchoire inférieure.* Moyens d'y remédier. Paris, 1879, in-8, avec 2 photogr. . . . . . . . . . 1 »

Harris (Chappin A.) et Ph.-H. Austen. *L'Art du dentiste*, comprenant : l'anatomie, la physiologie, la pathologie, la thérapeutique, la chirurgie et la prothèse dentaires. Traduit de l'anglais sur la 10e édition, annoté et augmenté par le Dr E. Andrieu, chirurgien-dentiste des hôpitaux de Paris. Ouvrage complet. 1 vol. gr. in-8 de 976 pages, avec 154 figures. Cartonné. . . . 17 »

Lambert (E.). *Morphologie du système dentaire des races humaines dans ses rapports avec l'origine des races et la théorie darwinienne.* Paris, 1877, 1 vol. in-8, 55 pages. . . . . . . . . . 2 »

Legros (Ch.) et Magitot (E.). *Contributions à l'étude du développement des dents.* **Premier mémoire** : Origine et formation du follicule chez les mammifères. Paris, 1873, grand in-8. 60 pages, avec 6 planches coloriées (épuisé). . . . . . . . . . . . . . . 3 50

— *Le même*, traduction anglaise de D. S. Dean, de Chicago, revue par l'auteur, avec notes et commentaires du traducteur, 1879. » »

— *Contributions à l'étude du développement des dents* **Deuxième mémoire** : Morphologie du follicule dentaire chez les mammifères. Paris, 1879, grand in-8, avec 6 planches coloriées. . . . 3 50

— *Contributions à l'étude du développement des dents.* **Troisième mémoire** : Développement des tissus dentaires. Paris, 1881, grand in-8, avec planches . . . . . . . . . . . . . . . . . . 2 »

— *Recherches sur l'évolution du follicule dentaire chez les mammifères.* Comprenant les trois mémoires précédents, dont le premier est épuisé. Paris, 1881, grand in-8, avec 14 pl. gr. . . . . 12 »

— *Greffes de follicules dentaires et de leurs organes constitutifs*, in-4, 4 pages. . . . . . . . . . . . . . . . . . . . . . . . . . » 50

Magitot (E). *De la fluxion dentaire*. In-8. . . . . . . . . . . . 1 »

Meurel. *Des fractures des dents*. Paris, 1875, in-8 de 52 p., avec figures. . . . . . . . . . . . . . . . . . . . . 2 »

— *Des luxations dentaires, du traitement de la carie dentaire*. Paris, 1876, in-8, 86 pages. . . . . . . . . . . . . . . . . . . 2 »

Moreau-Marmont (Dr). *Mémoires sur l'hémorragie consécutive à l'extraction des dents*. . . . . . . . . . . . . . . . . . . . 1 »

Peillon. *Du cancroïde des lèvres* et de son traitement. Paris, 1880, in-8, 94 pages avec figures. . . . . . . . . . . . . . . . 2 »

Redier (J.). *Appareils prothétiques de la bouche*. Paris, 1880, in-8, 76 p., avec figures. . . . . . . . . . . . . . . . . . . . 2 50

— *De l'anesthésie chirurgicale* et de son emploi dans les opérations qui se pratiquent sur la bouche. Paris, 1879, gr. in-8, 38 p. . . 1 50

— *Greffes dentaires par transplantation*. Paris, 1879, gr. in-8, 12 pages. . . . . . . . . . . . . . . . . . . . . . . . » 50

— *Hygiène de la bouche*. Paris, 1879, gr. in-8. . . . . . . . . . 1 »

Robin (Ch.) et Magitot (E.). *Mémoire sur la genèse et le développement des follicules dentaires chez les mammifères*. Paris, 1860-61, in-8, avec 6 planches (très rare). . . . . . . . . . . . . . . 10 »

Stener, *Observations sur les fractures du maxillaire inférieur* . . . » 50

Tomes (Ch.). *Traité d'anatomie dentaire humaine et comparée*, traduit de l'anglais et annoté par le docteur Cruet. 1 beau vol. in-8 de 450 pages, avec 180 figures. . . . . . . . . . . . . . . . 10 »

Tomes (John et Charles). *Traité de chirurgie dentaire ou Traité complet de l'art du dentiste*. — Traduit de l'anglais sur la deuxième édition, par le docteur G. Darin. 1 vol. petit in-8 de 700 pages avec 263 gravures dans le texte . . . . . . . . . . . . . . . 10 »

Vergne (A.) *Du tartre dentaire* et de ses concrétions. Paris, 1869, in-8, 52 pages, avec 1 planche. . . . . . . . . . . . . . . . 2 »

Weber (Louis-Robert). *De l'obturation dentaire*. . . . . . . . . . 2 »

---

Allen. *Anatomy of the Fifth Pair of Nerves, with coloured plate*. 68 × 53 centimètres. . . . . . . . . . . . . . . . . . . . . 5 50

Arthur. *Treatment and Prevention of Decay of the Teeth*. — By Robert Arthur, M. D., D. D. S. With 38 illustrations. Crown 8 vol., cloth. Pp. 256, Philadelphia . . . . . . . . . . . . . . 9 50

Beasley. *General Receipt Book* . . . . . . . . . . . . . . . . . 7 50

Beasley. *Prescriptions* (3,000) . . . . . . . . . . . . . . . . . 7 50

Carpentier. *Physiology*. . . . . . . . . . . . . . . . . . . . . 35 »

Colles. *Manual of Dental Mechanics*. — By Oakley Coles. With 140 illustrations. Crown, 8 vol. . . . . . . . . . . . . . . . . 10 »

— *Student's Note book*. . . . . . . . . . . . . . . . . . . . . 3 50

— *On the Teeth and Mouth during Pregnancy* . . . . . . . . . . 2 »

Flagg. *New Departure* . . . . . . . . . . . . . . . . . . . . . 1 25

Fletcher's *Record of Operation* . . . . . . . . . . . . . Dozen. 2 50

Fowne *Inorganic Chemistry* . . . . . . . . . . . . . . . . . . . 11 »

FOX and HARRIS. *On the Human Teeth.* — A new and improved edition, with 264 illustrations. 8 vol., sheep. Philadelphia . . . 22 50

GARRETSON. *A Treatise on the Diseases and Surgery of the Mouth, Jaws and associate Parts* . . . . . . . . . . . . . . . . . . . . . 60 »

GARTRELL. *Instruction in the manipulation of Celluloid and Vulcanite.* . . . . . . . . . . . . . . . . . . . . . . . . . 6 50

GEE. *Practical Gold Worker.* . . . . . . . . . . . . . . . . . . . 6 50

GODDARD. *The Anatomy, Physiology and Pathology of the Human Teeth* . . . . . . . . . . . . . . . . . . . . . . . . . . 22 50

GORHAM. *Teeth Extraction.* . . . . . . . . . . . . . . . . . . . 1 25

HARRIS. *Principles and Practice of Dentistry.* . . . . . . . . . . . 40 »

HEATH. *Injuries and Diseases of the Jaw.* — Jacksonian Prize Essay, with 164 engravings. Second edition. 8 vol. . . . . . . . . . . 15 »

HILL. *On Dental Reform in England* . . . . . . . . . . . . . . . 13 50

HUNTER. *Mechanical Dentistry* . . . . . . . . . . . . . . . . . 10 »

HUXLEY. *Elementary Physiology* . . . . . . . . . . . . . . . . 5 »

KIRKE. *Physiology* . . . . . . . . . . . . . . . . . . . . . . 17 »

MEREDITH. *The Teeth, and how to save them* . . . . . . . . . . . 6 5

PARKER. *On Befectice Teeth.* . . . . . . . . . . . . . . . . . . 1 30

RICHARDSON. *Practical Treatise on Mechanical Dentistry.* . . . . . . 26 50

SALTER. *Dental Pathology and Surgery* . . . . . . . . . . . . . . 22 50

SERILL. *Dental Anatomy* . . . . . . . . . . . . . . . . . . . . 7 »

— *The Student's Guide to Dental Anatomy and Surgery.* . . . . 7 »

SHAW. *Odontalgia : Its Causes, Prevention and Cure* . . . . . . . 6 50

SMITH. *Handbook of Dental Anatomy and Surgery.* . . . . . . . . . 5 »

SNOW. *On Chloroform and other Anæsthetics* . . . . . . . . . . . 13 50

STOCKEN. *Dental Materia Medica.* — 8 vol. New edition, enlarged. 8 25

TAFT. *Practical Treatise on Operative Dentistry* . . . . . . . . . 25 50

THOMAS. *Manual of the Discovery, Manufacture, and Administration of Nitrous Oxide, or Laughing Gas*, etc. . . . . . . . . . . . 6 50

TOMES. *Manual of Dental Surgery.* With 262 engravings on wood. By John Tomes, F.R.S., and C. S. Tomes, M.R.C.S. Second edition. 8 vol., cloth . . . . . . . . . . . . . . . . . . . . . . 18 »

— *Dental Anatomy.* In-8 vol. . . . . . . . . . . . . . . . . 13 50

TURNBULL. *Advantages and Accidents of Artificial Anæsthesia.* . . . . 5 50

WELD. *The Pathology of the Teeth* . . . . . . . . . . . . . . . . 22 50

WILDMAN. *Instructions in the Manipulations of Hard Rubber or Vulcanite for Dental Purposes.* . . . . . . . . . . . . . . . . . . 7 50

*Dental Ledger* (*Atlport's*), 172 pages . . . . . . . . . . . . . . 10 50

— ( — ). 340 pages . . . . . . . . . . . . . . . . . 21 50

*Diary and Appointment book;* gilt edges . . . . . . . . . . . . . 4 50

— — — and tuck. . . . . . . . . . 5 50

*Stocken's* Model Register for Work-Room. . . . . . . . . . . . . . 7 »

**En vente chez C. ASH et Fils, 22, rue du 4 Septembre, Paris.**

## LISTE DES OUVRAGES DU Dr MAGITOT

**Recherches sur la carie des dents** : *Extrait du Dictionnaire encyclopédique des sciences médicales*, in-8. . . . . . . . . 2 50

**Instructions relatives** à l'examen de la bouche et des dents dans les écoles, in-8. Paris, 1885. . . . . . . . . . . . 1 »

**Études et expériences sur la salive**, considérée comme agent de la carie dentaire, in-8. Paris, 1867 . . . . . . . . . . 2 »

**Odontalgie** : *Extrait du Dictionnaire encyclopédique des sciences médicales*, in-8. Paris. . . . . . . . . . . . . 1 »

**Fluxion dentaire** : *Extrait du Dictionnaire encyclopédique des sciences médicales*, in-8. Paris. . . . . . . . . . . . 1 »

**De la Thérapeutique** de certaines anomalies de direction du système dentaire, de la variété, *Rotation sur l'axe*, et son traitement par la luxation immédiate, in-8. Paris. . . . . . . . 1 »

**Recherches** sur l'évolution du follicule dentaire chez les mammifères, in-8. Paris, 1873, 1881. 14 planches gravées dans le texte. 10 »

**Mémoire** sur les kystes des mâchoires, in-8, avec figures dans le texte. Paris, 1873. . . . . . . . . . . . . . . . 2 »

**Études cliniques** sur les accidents de l'éruption des dents chez l'homme, in-8. Paris, 1881. . . . . . . . . . . . . . 1 50

**Études de statistique thérapeutique** sur la curabilité de la carie dentaire, in-8. Paris, 1880 . . . . . . . . . . . 1 »

**Des Indications thérapeutiques** dans la carie dentaire, in-8. Paris, 1883. . . . . . . . . . . . . . . . . . . 1 »

**De la Greffe chirurgicale** dans ses applications à la thérapeutique des lésions de l'appareil dentaire, in-8. Paris, 1879. . . . 2 »

**Des Lois de la dentition** chez les vertébrés, in-8. . . . . . 2 »

| | | | | | |
|---|---|---|---|---|---|
| Nécrose phosphoré . . . | » 50 | Anomalie de l'éruption. . | 1 25 | Anomalie de siège. . . . | 1 25 |
| Détermination de l'âge . . . | » 50 | Anomalie de structure . . | 1 25 | Formation de l'organe dentaire. . . . | 2 » |
| Greffes de follicule . . . . | » 50 | Etudes d'anatomie topographiques . | 1 50 | Morphologie du follicule. | 3 50 |
| Chronologie du follicule. | » 50 | Études d'anatomie physiologiques. | 1 » | La Genèse des follicules . . | 10 » |
| Anomalie de nombre. . . | 1 25 | | | | |

---

**L'Encyclopédie chirurgicale internationale**, 5e volume : **La Chirurgie des dents** et leurs annexes, par M. Brasseur, M. D. F. P., broché, 15 francs, relié. . . . . . . . . . 17 »

**Traité** théorique et pratique de l'art du dentiste, par C. A. Harris, Th. H. Austen, E. Andrieu, 1 v. in-8, 1100 p., 572 fig. d'ap. nature, cart. 20 »

**Coles** (Oakley). Manuel de prothèse ou mécanique dentaire, traduit de l'anglais et annoté par le Dr E. Darin, avec 150 figures. . 7 »

**Coleman.** Manuel de chirurgie et de pathologie dentaires, traduction du Dr E. Darin, cart . . . . . . . . . . . . 6 »

**Tomes** (John et Charles). Traité de chirurgie dentaire ou Traité complet de l'art du dentiste, traduit de l'anglais sur la 2e édit., par le Dr E. Darin, 1 vol. in-8 (petit) de 700 pages, 263 gravures. 10 »

**Aide-Mémoire** du chirurgien-dentiste, Dubois, cart. . . . . 5 »

**Annuaire général** des dentistes, Andrieu, cart. . . . . . . . 4 »

**Andrieu.** Leçons cliniques sur les maladies des dents faites à l'École dentaire de France . . . . . . . . . . . . . . 7

**Des accidents** causés par l'extraction des dents, par Gustave Delestre. . . . . . . . . . . . . . . . . . . . 3 »

**Sur les anesthésiques**, par le Dr G. Darin. . . . . . . . . 1 »

**Formulaire de l'hygiène**, par le Dr J. Redier. . . . . . . 1 »

**Métallurgie** dentaire pratique de Th. Fletcher, trad. de G. Darin. 1 »

**Des Déviations** des arcades dentaires, 200 p., 70 fig., Gaillard. 8 »

**L'Odontologie** dans l'antiquité, par le Dr L. Thomas. . . . . 1 50

**Greffe dentaire** (Etude sur la), Dr David. . . . . . . . . 2 »

**Mémoire** sur l'hémorragie consécutive à l'extraction des dents, Moreau-Marmont. . . . . . . . . . . . . . . . . . 1 50

## OUVRAGES DENTAIRES

| | | |
|---|---|---|
| Dental Surgery for General Practitioners. | Barrett (Ashley W.).. | 3 75 |
| British Dental Association Journal. — | *Per annum*........ | 9 » |
| British Journal of Dental Science. — | *Per annum*........ | 17 50 |
| Deformities of the Mouth. | Coles............... | 16 » |
| A Manual of Dental Surgery and Pathology. | Coleman (Alfred)..... | 16 » |
| Manuel de Chirurgie et de Pathologie dentaires. | Coleman (Alfred)..... | 6 25 |
| Correspondenz-Blatt für Zahnarzt. | Per Jahgrang......... | 7 » |
| Dental Cosmos. Published monthly. | *Per annum*......... | 15 » |
| Practical Anatomy. | Heath (Christopher).. | 21 50 |
| Injuries and Diseases of the Jaws. | Heath (Christopher).. | 17 50 |
| Origin and formation of the Dental Follicle. | Legros et Magitot..... | 12 50 |
| Dental Caries. | Magitot............ | 12 50 |
| The Student's Guide to Dental Anatomy and Surgery. | Sewill (Henry)....... | 7 » |
| Elements of Dental Materia Medica and therapeutics. | Stockens (James)..... | 9 75 |
| A Practical Treatise on operative Dentistry. | Taft (Jonathan)...... | 22 50 |
| General Surgery. | Underwood (Arthur).. | 6 25 |

## NOTES ON ANÆSTHETICS, WITH AN APPENDIX

*Containing illustrative Cases and engravings of Anasthetic Apparatus*,

BY ARTHUR S. UNDERWOOD, M. R. C. S., L. D. S. Eng.

Lecturer on Dental Anatomy and Physiology at the Dental Hospital of London, etc.

With 31 illustrations. 119 pages post 12 mo., cloth, 3s. 6d.

## OUVRAGES DU DOCTEUR DAVID

| | |
|---|---|
| Greffes dentaires...................................... | 1 50 |
| Greffes dentaires et cinq cas de transplantation............... | 1 » |
| Une Quarantaine dans le Bosphore.......................... | 1 » |
| L'Anesthésie et les Dentistes............................. | 2 » |
| Kystes périostiques.................................... | » 50 |
| De la Réglementation de la Profession de dentiste............ | 1 » |
| Les Origines françaises de la Chirurgie dentaire............... | 1 » |
| Déformation du Maxillaire supérieur........................ | 1 » |
| Avulsion des dents..................................... | 2 » |
| Herpes traumatiques.................................... | 2 » |
| Anomalies de l'Appareil dentaire........................... | 1 » |
| De la Consolidation des dents............................. | 1 » |
| L'Odontologie au Congrès................................ | 1 » |
| De la Réglementation de l'Art dentaire...................... | 1 50 |
| Notes sur l'emploi de la cocaïne........................... | » 50 |
| De la Maladie de Fauchard .............................. | 1 » |
| Notes critiques......................................... | » 50 |
| De la Déviation sur l'axe................................ | 2 » |
| De la Prescription applicable aux honoraires des dentistes........ | » 50 |

En vente chez C. ASH et Fils, 22, rue du 4 Septembre, Paris.

# NOUVEAU FAUTEUIL D'HOPITAL

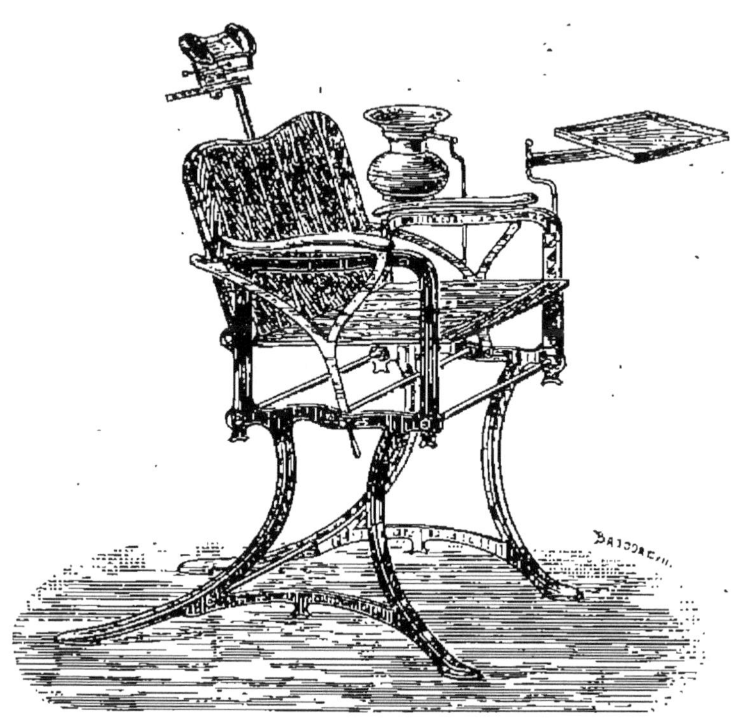

**PRIX :**

| | fr. | c. |
|---|---|---|
| Avec crachoir, porte-crachoir et tablette. . . . . . | 225 | » |

(Le siège est mobile.)

# ANATOMIE
# ICONOGRAPHIQUE STRATIFIÉE

## STRUCTURE DE LA DENT HUMAINE

PAR

**F. G. LEMERCIER, M. D.**

Première grosse molaire iconographique stratifiée (c'est-à-dire à images superposées) de 33 centimètres de long, divisée en quatre feuillets chromolithographiés.

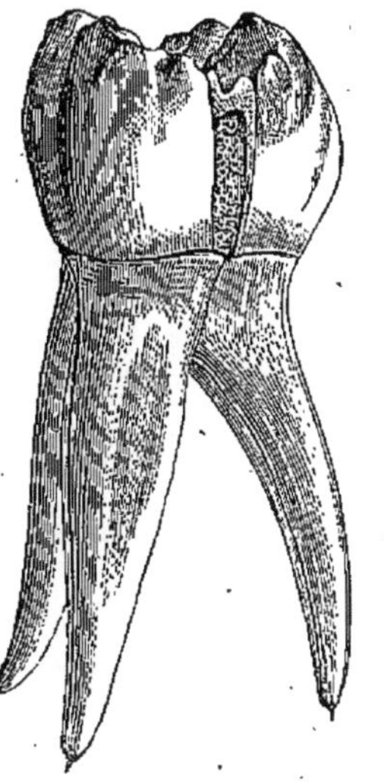

Cette dent a été représentée dans des proportions gigantesques. Elle est divisée en quatre couches superposées et coupée verticalement à son centre, afin d'indiquer dans toute son étendue (*couronne*, *collet*, *racines*,) l'ensemble de la texture de l'*émail*, de la *dentine*, du *cément*, de la *pulpe* avec les *membranes*, les *vaisseaux* et les *nerfs*. Cette reproduction a été faite à l'aide de préparations naturelles, vues au microscope et selon les travaux des principaux auteurs; elle indique histologiquement, couche par couche, tout ce qu'il y a d'intéressant et d'utile à connaître dans la structure de cet organe.

« La dent est un organe aussi merveilleux que précieux. L'étudier, c'est admirer une des œuvres du Créateur et apprendre à la conserver. »

Se trouve chez C. ASH et Fils, 22, rue du 4 Septembre, Paris.

**Prix : 20 fr.**

*Par la poste, port et emballage compris :* **21 fr. 50**

En vente chez C. ASH et Fils, 22, rue du 4 Septembre, Paris

# ANATOMIE DE STRUCTURE

**C'est-à-dire préparations coloriées, en carton-pierre spécial très solide, par couches superposées qui indiquent, dans des proportions gigantesques et schématiques, l'arrangement général des tissus organiques.**

---

# MAXILLAIRE INFÉRIEUR, DENTS ET ANNEXES

CHEZ L'HOMME

**Par F.-G. LEMERCIER, M. D.**

OFFICIER DE L'INSTRUCTION PUBLIQUE

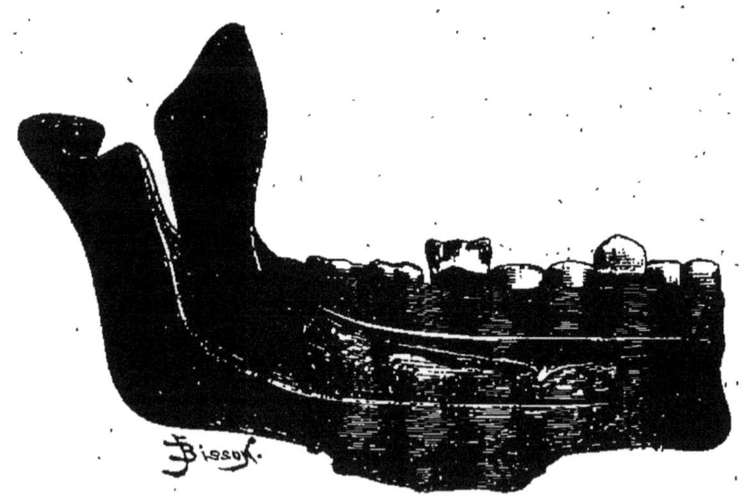

## VIENT DE PARAITRE :

N° XIV. — **Maxillaire inférieur**, moitié droite seulement, *deux fois* grand comme nature, avec toutes les dents et annexes.

Ce maxillaire est divisé en *deux parties*, et *deux dents* se détachent, afin de démontrer :

1° La *structure générale* de la dent ;

2° Les *vaisseaux et nerfs* dentaires ;

3° La *gencive* et le *périoste alvéolo-dentaire ;*

4° La 1re *grosse molaire*, que l'on peut détacher, afin de laisser voir la continuation du périoste autour du collet de la dent et des racines ;

5° La *dent canine*, qui est coupée verticalement pour donner une idée de sa structure et laisser voir la pulpe avec les vaisseaux et nerfs ;

6° Les *glandes sous-maxillaire* et *sublinguale*, avec leurs canaux excréteurs de la salive ;

7° Les *vaisseaux lymphatiques* de la gencive et les ganglions auxquels ils correspondent.

Cette préparation est montée sur un support et accompagnée d'un tableau synoptique.

**Prix : 70 francs**

« Ce nouveau modèle de maxillaire permet d'embrasser rapidement *tous les détails scientifiques essentiels* qui se rattachent à la vitalité des organes dentaires et d'en déduire des conséquences pratiques au point de vue anatomique, physiologique, hygiénique et pathologique même.

« Le résultat obtenu est parfait pour les démonstrations, je compte bien en user pour mon propre usage, au point de vue des élèves... »

Paris, 14 mars 1881.

Dr E. MAGITOT,

Membre des Sociétés de Chirurgie, de Biologie, etc.

« La transplantation des dents, la greffe dentaire et beaucoup d'autres détails scientifiques concernant les dents et l'os maxillaire, peuvent être aisément et promptement compris grâce à cette belle et utile préparation. »

Paris, 17 juin 1881.

Dr B.-J. BING.

# TABLEAU SYNOPTIQUE DU MAXILLAIRE INFÉRIEUR

MOITIÉ DROITE, 2 FOIS GRAND COMME NATURE

*N° I. Portion antérieure et supérieure du Maxillaire,*

| | |
|---|---|
| 1 | Apophyse coronoïde. |
| 2 | Gencive. |
| 3 | Gouttière correspondant au vestibule de la bouche. |
| 4 | Tissu cellulaire. |
| 5 | Artère mentonnière. |
| 6 | Nerf mentonnier. |
| 7, 7 | Vaisseaux lymphatiques allant se rendre aux ganglions sous-maxillaires. |
| 8, 8 | Section du périoste alvéolo-dentaire. |
| 9, 9 | Section du maxillaire. |
| 10, 10 | Portion des alvéoles. |
| 11 | Partie du canal dentaire. |

*N° II. Portion inférieure et postérieure du Maxillaire,*

| | |
|---|---|
| 1 | Condyle. |
| 2 | Cavité du col du condyle où s'attache le muscle ptérygoïdien externe. |
| 3 | Échancrure sygmoïde. |
| 4 | Angle de la mâchoire. |
| 5 | Bord inférieur du maxillaire. |
| 6 | Symphyse du menton. |
| 7 et 8 | Apophyses géni-supérieure et inférieure. |
| 9 | Orifice du canal dentaire. |
| 10 | Face interne ou buccale de la gencive. |
| 11 | Section de la gencive se continuant avec la muqueuse buccale. |
| 12 | Tissu cellulaire. |
| 13 | Vaisseaux lymphatiques allant se rendre aux ganglions sous-maxillaires. |
| 14, 14, 14 | Ganglions lymphatiques. |
| 15 | Muscle mylo-hyoïdien. |
| 16 | Attache antérieure du digastrique. |
| 17 | Artère mylo-hyoïdienne. |
| 18 | Nerf id. |
| 19 | Glande sous-maxillaire. |
| 20 | Canal de Wharton ou excréteur de cette glande. |
| 21 | Glande sublinguale. |

22, 22 Canaux excréteurs de cette glande.

23 Trainée jaunâtre indiquant le dépôt du tartre.

24 Vaisseaux et nerfs dentaires s'engageant dans le canal du même nom.

25 Artère faciale.

26 Artère sous-mentale.

27, 27 Dents incisives.

28 Canine ouverte.
- *a* Email.
- *b* Dentine.
- *c* Cément.
- *d* Pulpe, logée dans la cavité et le canicule dentaires.

29, 29 Petites molaires.

30 Première grosse molaire.

31 Deuxième grosse molaire.

32 Troisième grosse molaire ou dent de sagesse.

33,33,33 Section du périoste au niveau de l'alvéole.

34,34,34 Racines des dents recouvertes par le périoste ou membrane alvéolo-dentaire.

35 Veine dentaire coupée.

36 Artère dentaire inférieure fournissant des artérioles à toutes les dents.

37 Artère mentonnière.

38 Nerf dentaire inférieur, venant de la cinquième paire, fournissant des filets nerveux à toutes les dents.

39 Nerf mentonnier.

40,40 Canal dentaire logeant les vaisseaux et nerfs du même nom.

41,41 Section du maxillaire.

*N° III. Grosse Molaire se détachant.*

*a* Couronne.

*b* Collet.

*c* Membrane alvéolo-dentaire, recouvrant les racines.

*N° IV. Dent canine coupée verticalement.*

*a* Émail.

*b* Collet de la dent, où se rencontrent l'émail avec le cément.

*c* Périoste avec les vaisseaux venant des artères et des nerfs dentaires.

*d* Cavité dentaire logeant la pulpe.

*e* Dentine ou ivoire constituant la dent intérieurement, et recouverte extérieurement à la racine par le cément, qui se trouve sous le périoste.

POUR LE CABINET D'OPÉRATIONS

# DIVERS

## ABSORBANTS, ETC.

| | | fr. | c. |
|---|---|---|---|
| **Amadou** qualité supérieure | l'once | 1 | 10 |
| — seconde qualité | — | » | 65 |
| **Coton** absorbant de Dennison, double carde | — | » | 65 |
| — — de Seabury et Johnson | — | » | 35 |
| — — de Lawton, en paquets de 2 onces | le paquet | 1 | 10 |
| — — — — 4 — | — | 1 | 75 |
| — — — — d'une livre | — | 4 | 50 |
| **Coton** | l'once | » | 35 |
| — | la livre | 4 | 50 |
| — (du Dr von Brun), très absorbant | le paquet de 1/2 livre | 3 | 25 |
| **Papier Joseph** pour sécher | le cahier | » | 65 |
| — **Japonais** très fin | le paquet de 100 feuilles | 2 | » |
| — **Fibre Lint** (de Parker) | le paquet d'une demi-livre | 2 | 50 |

# DIVERS POUR POLIR, ETC.

| | | fr. | c. |
|---|---|---|---|
| **Arkansas** en bâtons | chaque de 1 25 à | 2 | » |
| — coutelles | — 1 25 à | 2 | » |
| **Bandelettes** en Buckhorn (corne de cerf pilée) | chaque | » | 45 |
| — — celluloïde en boîtes, d'une douzaine | la boîte | 2 | 50 |
| — — corindon, grain gros et fin | chaque | » | 45 |
| — — toile de crocus | la grosse | 2 | 50 |
| — — peau de seiche | — | 2 | 50 |
| — — toile d'émeri | — | 2 | 50 |
| — — papier d'émeri français | — | 2 | 50 |
| — — houx | le paquet | » | 85 |
| — — lave | — | 2 | 50 |
| — — silex | chaque | » | 45 |
| — imperméables | — | » | 55 |
| **Craie** préparée, la livre, 35 cent., française et précipitée, | la livre | » | 65 |
| — française | — | » | 65 |
| **Bois** de cotonnier en bâtons | la douz. | 1 | 10 |
| — de cornouillier ou d'oranger, en paquets | chaque | » | 35 |
| — de dragonnier, en bâtons pointus, blancs, rouges et violets, | la douz. | 1 | 25 |
| — — — arrondis, — | — | 1 | 25 |
| — — en petits morceaux pour adapter aux manches spéciaux | | » | 65 |
| **Corindon** en poudre | la livre, 4 fr. 50, la boîte | » | 65 |
| **Oxyde d'étain** en poudre | — | » | 65 |
| **Ponce en poudre**, 35 cent. la livre, fine, 45 cent., superfine, | la livre | » | 65 |
| **Silice en poudre**, le paquet, 65 cent., le plus petit paquet | | » | 35 |

**Sur commande l'on fournit d'autres préparations.**

## DIVERS pour le CABINET d'OPÉRATIONS

| | | fr. | c. |
|---|---|---|---|
| **Compounds Bags** (du Dr Foulks) pour le traitement des nerfs dentaires ; ces sachets contiennent du chlorate de potasse, hamamelis et tanin, en boîtes contenant une douzaine de sachets avec mode d'emploi . | La boîte. | 5 | » |
| **Eugenol** pour la dentine sensible . . . . | Le flacon. | 3 | 25 |
| **Glycérine carbolique** . . . . . . . . | — | 1 | 25 |
| **Glycérole de Thymol** . . . | Le flacon d'une once. | 2 | » |
| **Iodoform** pour le traitement de la pulpe . . . . . . . . . — | — | 3 | » |
| **Liège** en feuilles minces pour les cavités. | La douzaine. | 1 | 25 |
| **Mastic-ciment**, limpide, pour fixer les dents, etc. . . . . . . . | Le flacon. | 1 | » |
| — épais, pour plombages temporaires . . . . . | — | » | 65 |
| **Pâtes pour détruire les nerfs dentaires.** | | | |
| Pâte arsénique. . . . . . . . . . . . . . | Le flacon. | 2 | 50 |
| Azotine (de Rowney) . . . . . . . . . . . | — | 6 | 50 |
| Pâte de Baldock (recommandée) . . . . . . . | — | 6 | 50 |
| Nervine de Horne . . . . . . . . . . . . . | — | 10 | » |
| Créosote et arsénique (de S. S. White) . . . | — | 2 | 50 |
| **Vernis copal-éther** (de Fletcher) . . . | — | 1 | 25 |
| — **Sandarac** . . . . . . . . . . | — | 1 | 25 |
| **Vaseline** . . . . . . . . . . . . . . . | — | 1 | 25 |
| **Caustique** de Thomas, pour détruire le nerf (recommandé) . . . . . | — | 5 | » |
| **Gouttes** de Thomas contre les maux de dents. . . . . . . . . . . . . | — | 5 | » |

**D'autres préparations sont fournies sur commande.**

## Dr T. J. THOMAS' Nerve Destroyer

# PRÉPARATION

*Infaillible pour détruire le Nerf dentaire*

**MODE D'EMPLOI :**

Il faut avoir soin de bien nettoyer la cavité, et, autant que possible, de saigner le nerf ; l'on applique alors une parcelle du coton, pas plus grosse que la tête d'une épingle sur le nerf exposé.

Cette préparation, tout en allégeant le mal de dents sitôt son application, possède le grand avantage de pouvoir rester dans la cavité pendant quelques jours sans causer la moindre incommodité ou le moindre danger au patient.

Le moment venu pour extirper le nerf, on enlève le coton et l'on procède comme d'habitude.

La préparation du Dr T. J. THOMAS possède la qualité de renforcer le nerf, par conséquent son usage en facilite beaucoup l'extraction.

**Prix : 5 francs**

# GOUTTES CONTRE LES MAUX DE DENTS

## ET MIXTURE

POUR PANSEMENT

## DU Dr T. J. THOMAS

En raison de ses qualités antiseptiques, cette préparation est supérieure à tout ce qui s'est fait dans ce genre jusqu'à ce jour, son action est calmante et son efficacité pour guérir les maux de dents est indispensable.

**MODE D'EMPLOI :**

**Il suffit de verser quelques gouttes du liquide sur un petit morceau de coton que l'on introduit, une fois imbibé, dans la cavité de la dent malade.**

AGITER AVANT DE S'EN SERVIR

**Prix : 5 francs**

**Seul dépôt : C. ASH et Fils**

*22, Rue du 4 Septembre*

PARIS

# PLOMBAGES BLANCS

| | fr. | c. |
|---|---|---|
| « **Agate cement** », en paquet d'une demi-once. . . | 10 | » |
| **C. Ash et Fils.** « Phosphate cement » . . . . . . . | 7 | 50 |
| — « Rock cement » . . . . . . . . . . | 7 | 50 |
| **Casimir.** « Pâte obturatrice » . . . . . . . . . . . . | 6 | » |
| **Caulk.** « Diamond cement », poudre et liquide. . . . | 5 | » |
| — — — 2 de chaque, poudre et liquide. | 10 | » |
| — — — liquide seulement. . . . . . | 2 | 50 |
| **Flagg.** « Émail plastique » . . . . . . . . . . . . | 10 | » |
| **Fletcher.** « Dentine », pour coiffer la pulpe. . . . . | 5 | » |
| — — poudre seulement . . . . . . | 4 | 50 |
| — — liquide. . . . . . . . . . | » | 65 |
| — « Ciment porcelaine ». . . . . . . . . . . | 7 | 50 |
| — — — poudre seulement . . | 5 | » |
| — — — en flacons de 2 onces. | 12 | 50 |
| — — — liquide seulement . . | 2 | 50 |
| — « Émail blanc » . . . . . . . . . . . . | 7 | 50 |
| — — poudre seulement. . . . . | 4 | 50 |
| — — liquide seulement. . . . . | » | 65 |
| — « Matière colorante », rose, marron et bleue. | » | 65 |
| — « Vernis éthéré de copal » . . . . . . . . | 1 | 25 |
| « **Fossiline** » . . . . . . . . . . . . . . . . . | 8 | 50 |
| — poudre seulement . . . . . . . . . | 4 | 25 |
| — liquide. . . . . . . . . . . . . . . | 4 | 25 |
| « **Foundation cement** », en paquet d'une demi-once . . . . . . . . | 10 | » |
| **Franzelius.** « Nouveau ciment plombé », pâle, moyen et foncé . . . . . . . . . . . | 9 | 50 |
| **Guillois.** « Plombage blanc », pâle moyen et foncé, nos 1 à 4. . . . . . . . . . . . . . . | 7 | » |
| **Metcalfe.** « Email insoluble » . . . . . . . . . . . | 10 | » |
| **Pierce.** « Ciment phosphate de zinc » . . . . . . . . | 10 | » |
| **Poulson.** « Ciment minéral », neuf nuances. . . . . | 9 | 50 |
| — — — six nuances en un paquet, avec plaque en verre et spatule . . . . | 57 | » |
| — — — cristaux seulement . . . | 4 | 75 |
| **Robertson.** « Ossilite ». . . . . . . . . . . . . . | 8 | 50 |
| — — poudre seulement. . . . . . | 4 | 25 |
| — — liquide seulement. . . . . . | 4 | 25 |
| **Weston.** « Ciment insoluble », deux sortes, l'une durcissant vite et l'autre lentement . . . . . | 10 | » |
| — Nouvelle teinte ivoire. . . . . . . . . . . | 10 | » |
| — « Ciment non irritant », pour coiffer la pulpe. | 5 | » |
| **Worff.** « Nouveau ciment émail » . . . . . . . . . . | 9 | 50 |

*Tous les autres plombages blancs seront fournis sur commande.*

**En vente chez C. ASH et Fils, 22, rue du 4 Septembre, Paris.**

# TROUSSE D'ÉTUDIANT

MODÈLE ADOPTÉ PAR L'INSTITUT ODONTOTECHNIQUE DE FRANCE

Préconisé par M. MICHAELS, démonstrateur et professeur de médecine opératoire.

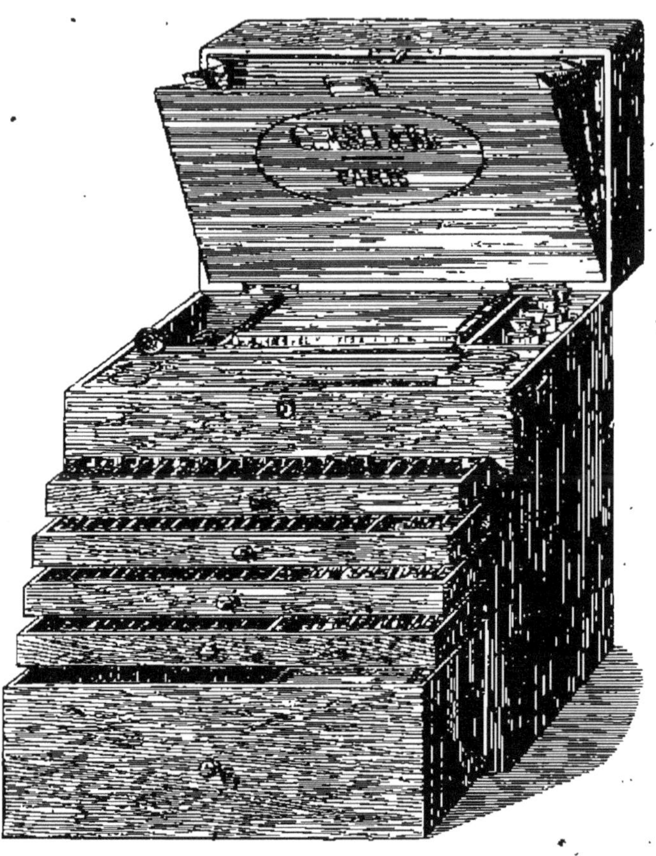


## CONTENANT

| | | | |
|---|---|---|---|
| 1 | miroir à bouche en ébène | 2 | » |
| | — à main | 1 | 75 |
| 1 | lampe à esprit de vin de White. | 2 | 25 |
| 1 | seringue | 2 | » |
| 1 | flacon . . . . . . Chaque. | » | 75 |
| 1 | pierre montée | 1 | 50 |
| 1 | écrin pour l'or | 2 | 50 |
| 1 | pompe à salive | 11 | » |
| 1 | paire de ciseaux pour or. | 5 | 75 |
| | — pour gencives (courbe) | 4 | 50 |
| 1 | plaque en verre dépoli | 1 | 25 |
| 1 | bague à charnière pour fraiser. | 2 | 50 |
| 1 | douz. 1/2 limes à séparer, la douz. | 4 | » |
| 8 | rifiloirs pour la bouche, chaque. | » | 75 |
| 3 | limes à racines. | » | 65 |
| 1 | — — (courbe). | » | 75 |

| | | | |
|---|---|---|---|
| 8 | limes baïonnette. . . . chaque. | » | 80 |
| 2 | spatules de Rowney. | 1 | 75 |
| 1 | — double, pour la cire. | 2 | 25 |
| 7 | fouloirs. . . . . . chaque. | 2 | » |
| 5 | écailloirs. . . . . . — | 2 | » |
| 5 | brunissoires . . . . — | 2 | » |
| 13 | fraises | 1 | 40 |
| 30 | excavateurs. . . . . — | 1 | 25 |
| 1 | fouloir de Woodson, n°3 | 3 | 75 |
| 2 | sondes doubles, . . . — | 2 | » |
| 1 | pince à aurifier. | 2 | 75 |
| 1 | maillet en étain | 3 | 50 |
| 2 | fouloirs à gros manche, chaque. | 8 | » |
| 1 | jeu de 13 instruments fabriqués spécialement sous la direction de M. Michaels. . . le jeu. | 25 | » |

**TOUS LES INTRUMENTS SONT NICKELÉS**

La trousse est en chêne avec tiroirs, poches pour l'or, compartiment pour les instruments, fermoir à clef. — Prix de la trousse complète, 268 fr. 40. — Vide, 40 fr.

NOTA. — Il sera fait un escompte de 10 0/0 sur les instruments seulement aux Étudiants de l'École.

# CIMENT EXCELSIOR

## DE C. ASH ET FILS

Cette nouvelle préparation réunit les avantages présentés par tous les Ciments blancs actuellement vendus pour obturations dentaires et les surpasse tous en dureté et en densité. Son poids spécifique est plus élevé que celui de tout autre Ciment.

Il résiste d'une façon permanente aux acides de la bouche, ne présente ni expansion ni contraction en séchant, et s'attache aux parois des cavités au point d'empêcher toute pénétration d'humidité et l'extension de la carie.

Le Ciment « Excelsior » est composé seulement de substances non irritantes dont le contact avec la dentine sensible ne peut exercer qu'une action calmante.

La partie liquide n'a pas besoin d'être chauffée et la poudre, très fine, donne facilement un produit très plastique qui ne se délite pas, tout en permettant le délai suffisant pour l'appliquer et qui devient très dure au bout de quelques minutes.

Le Ciment « Excelsior » se livre en une seule nuance, en paquet de 35 à 40 grammes d'une poudre blanc-jaunâtre, avec le liquide nécessaire et deux tubes de matière colorante pour nuancer à volonté.

### Mode d'emploi

Verser quelques gouttes de liquide sur un verre dépoli et y ajouter autant de poudre qu'il sera nécessaire pour obtenir une pâte plastique que l'on insère dans la cavité. Il est essentiel que cette cavité ait été bien séchée d'avance. Il faut aussi conserver bien bouchés le liquide et la poudre, l'un et l'autre pouvant être altérés par l'humidité et l'air.

Prix. — Le paquet contenant 35-40 grammes de poudre avec le liquide. Fr. 7,50.

Matière colorante pour obtenir diverses nuances de ce plombage. Le tube, 65 c.

# BIBLIOTHÈQUE DU MÉDECIN ET DU DENTISTE

## Ouvrages publiés par le docteur DARIN

**Traité de chirurgie dentaire,** par J. Tomes, membre de la Société royale de Londres, et Ch. S. Tomes, professeur d'anatomie et de chirurgie dentaires, etc., traduit par le docteur G. Darin, sur la 2e édition, 1 fort vol. petit in-8o avec 263 gravures, 1873. . . . . . . . . . . . . . . . 10 »

**Manuel de prothèse dentaire,** publié par O. Coles, chirurgien-dentiste à l'hôpital spécial de Londres pour les maladies de la gorge, etc., traduit et annoté par le docteur G. Darin, un fort vol. petit in-8o avec 150 gravures, 1874 . . . . . . . . . . . . . . . . . . 7 »

**Éducation correctionnelle**, système cellulaire appliqué aux enfants Observations de jeunes détenus de la Roquette venus à Bicêtre en état de folie, d'idiotie ou d'épilepsie, in-4o, 1863 (épuisé).

**Des Vues longues, courtes et faibles,** et de leur traitement par l'emploi scientifique des lunettes, par J. Sœlberg Wells, professeur d'ophtalmologie à *King's College Hospital*, etc., 1 vol. in-8o, traduit sur la 4e édit. par le docteur G. Darin, avec figures. . . . . . . . . . . . . 4 »

**Maladies de l'oreille,** nature, diagnostic et traitement par J. Toynbee, membre de la Société royale de Londres, etc., avec un *supplément*, par James Hinton, chirurgien-auriste à *Guy's Hospital*, 1 fort vol. in-8o, traduit et annoté par le docteur G. Darin, avec 99 figures. . . . . . 8 50

**Des Anesthésiques,** travail présenté par le docteur G. Darin à la Société de chirurgie de Paris et publié dans les *Archives générales de médecine*, puis dans le *Progrès dentaire*, brochure in-8. . . . . . . . . . 3 »

**L'Enseignement du laboratoire,** ou exercices progressifs de chimie pratique, par Charles Loudon Bloxam, professeur de chimie à *King's College* de Londres, à l'école d'artillerie de Woolwich et à l'académie militaire de Woolwich, 1 vol. in-12, traduit sur la 3e édit. par le docteur G. Darin, avec 89 figures . . . . . . . . . . . . . . . . . . . . . 3 »

**Applications pratiques de l'électricité au diagnostic et à la thérapeutique.** Description des appareils employés dans les deux mondes et perfectionnements apportés récemment à leur usage, par le docteur J. Althaus, traduit et annoté par le docteur G. Darin, 1 vol. in-8o, avec 41 figures. . . . . . . . . . . . . . . . . . . . . . 3 »

**Éléments d'anatomie comparée des animaux invertébrés,** par le professeur Huxley, membre de la Société royale de Londres, traduit et annoté par le docteur G. Darin, avec préface, notes et un chapitre sur les principes généraux de la biologie par le professeur A. Giard, 1 vol. in-12 avec 156 figures . . . . . . . . . . . . . . . . . . . . 6 »

**Traité des maladies de la peau,** par le docteur J. Neumann, professeur de dermatologie et de syphiligraphie à l'Université de Vienne, traduit sur la 4e édit. allemande et annoté par les docteurs G. et E. Darin, avec 76 figures. . . . . . . . . . . . . . . . . . . . . . 12 »

**Instruction pratique sur les maladies vénériennes** à l'usage des gens du monde et de la jeunesse en particulier, par le docteur G. Darin, médecin du dispensaire de la préfecture de police, brochure in-12. 0 50

**Métallurgie dentaire,** par Th. Fletcher, 1 vol. in-12, traduit par le docteur G. Darin . . . . . . . . . . . . . . . . . . . . . . 1 »

**Manuel de chirurgie et de pathologie dentaires,** par le professeur A. Coleman, traduit par le docteur G. Darin. 1 vol., in-8o avec 256 figures . . . . . . . . . . . . . . . . . . . . . . . . . . » »

EN PRÉPARATION : **Maladies et Lésions des mâchoires,** par Ch. Heath, aduction du docteur G. Darin.

Imp. Paul Bousrez, rue de Lucé, 5, Tours.

www.ingramcontent.com/pod-product-compliance
Ingram Content Group UK Ltd.
Pitfield, Milton Keynes, MK11 3LW, UK
UKHW021212220726
13924UKWH00003B/1474